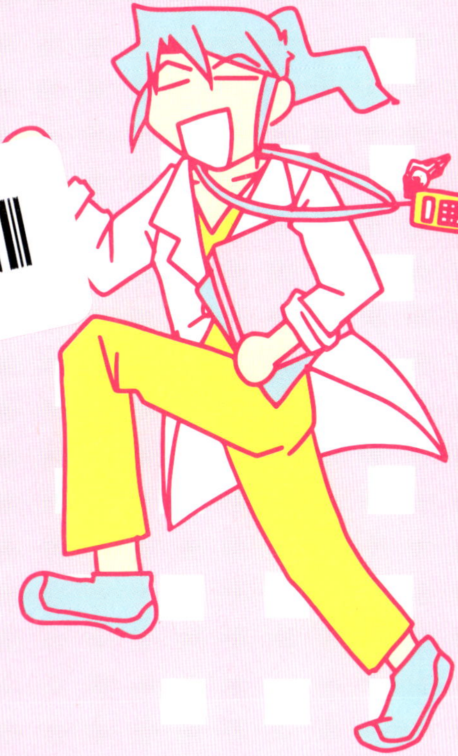

腐女医の医者道！

外科医でオタクで、3人子育て大変だ！編

FUJOY'S DOCTOR ROAD!

さーたり
DOCTOR SA-TARI

プロローグ

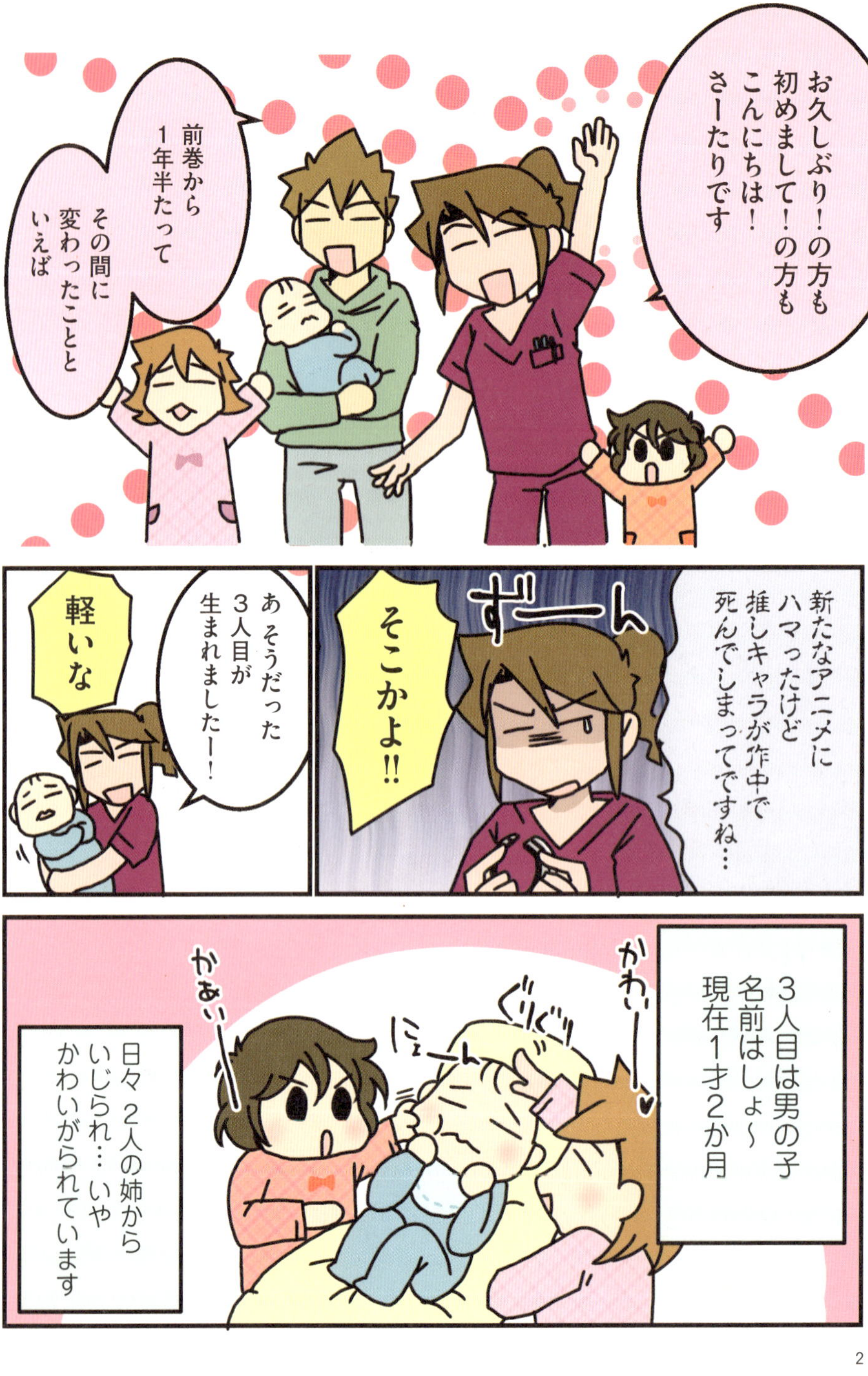
お久しぶり！の方も
初めまして！の方も
こんにちは！
さーたりです
前巻から
1年半たって
その間に
変わったことと
いえば
新たなアニメに
ハマったけど
推しキャラが作中で
死んでしまってですね…
ずーん
そこかよ!!
あ そうだった
3人目が
生まれましたー！
軽いな
3人目は男の子
名前はしょ～
現在1才2か月
かわいーー♥
ぐりぐり
にょーん
かあいーー
日々 2人の姉から
いじられ… いや
かわいがられています

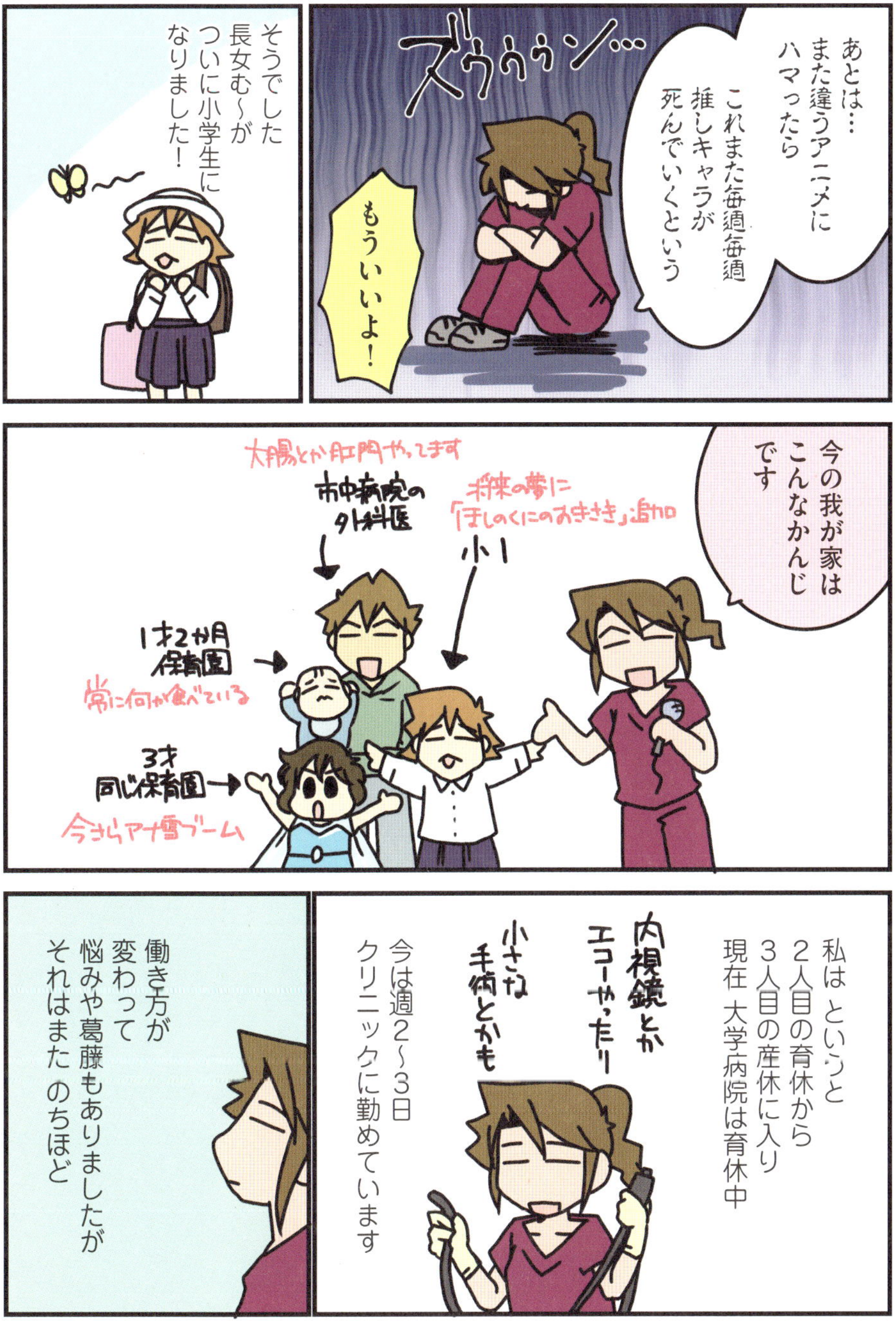
あとは…
また違うアニメにハマったら
これまた毎週毎週推しキャラが死んでいくという
ズウゥゥン…
もういいよ！
そうでした
長女む～が
ついに小学生になりました！
今の我が家はこんなかんじです
大腸とか肛門やってます
市中病院の外科医
将来の夢に「ほしのくにのおきさき」追加
小1
1才2か月
保育園
常に何か食べている
3才
同じ保育園
今さらアナ雪ブーム
私は というと
2人目の育休から
3人目の産休に入り
現在 大学病院は育休中
内視鏡とか
エコーやったり
小さな
手術とかも
今は週2～3日
クリニックに勤めています
働き方が
変わって
悩みや葛藤もありましたが
それはまた のちほど

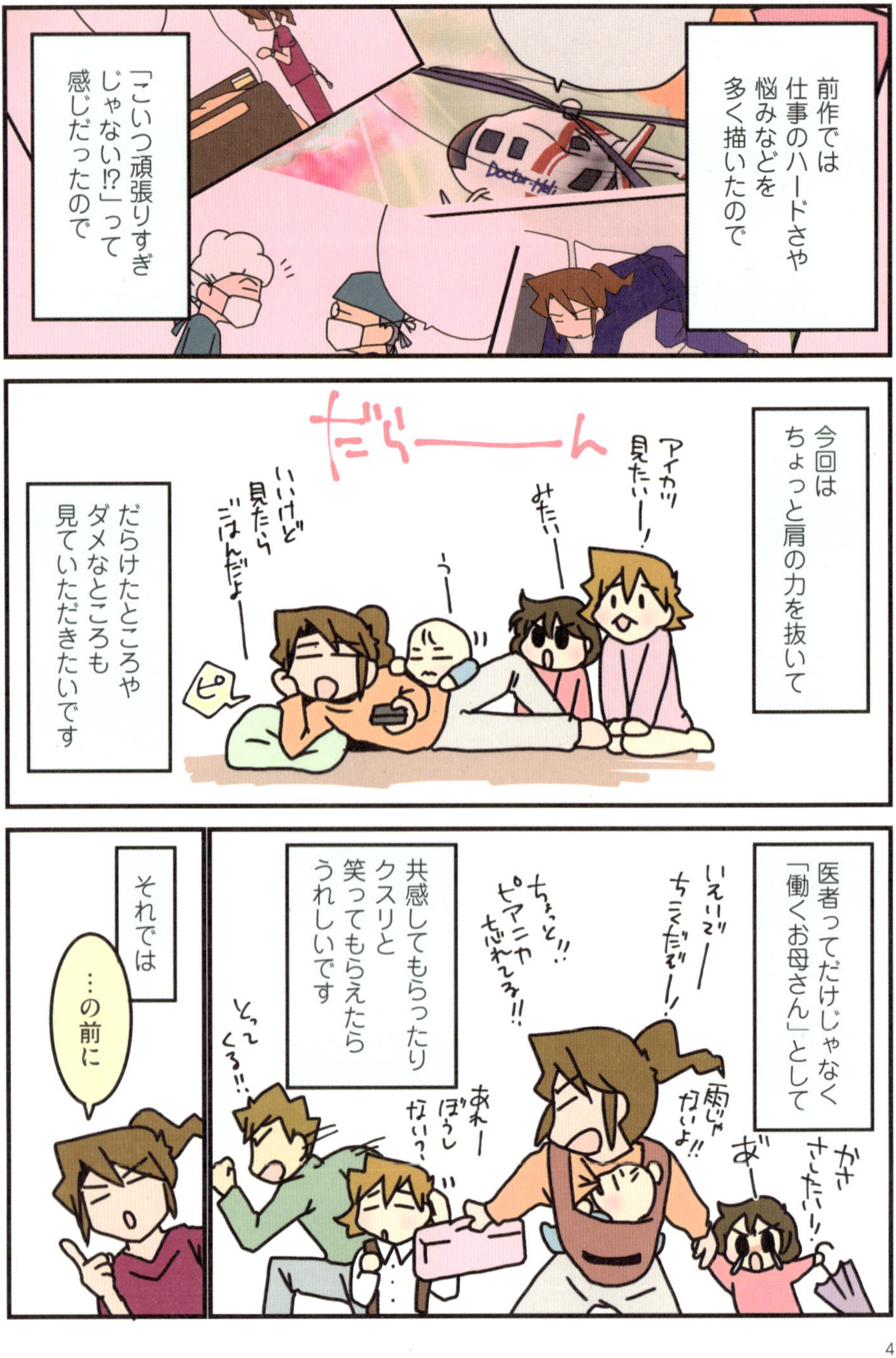

前作では
仕事のハードさや
悩みなどを
多く描いたので
「こいつ頑張りすぎ
じゃない!?」って
感じだったので
今回は
ちょっと肩の力を抜いて
だら――ん
アイカツ見たいー!
みたいー
うー
いいけど見たらごはんだよー
ピ
だらけたところや
ダメなところも
見ていただきたいです
医者ってだけじゃなく
「働くお母さん」として
いそいでー
ちこくだぞー!!
ちょっと!!
ピアニカ忘れてる!!
雨じゃないよ!!
かささしたい!!
あ゛ー
共感してもらったり
クスリと
笑ってもらえたら
うれしいです
とってくる!!
あれー
ぼうしない!?
それでは
…の前に

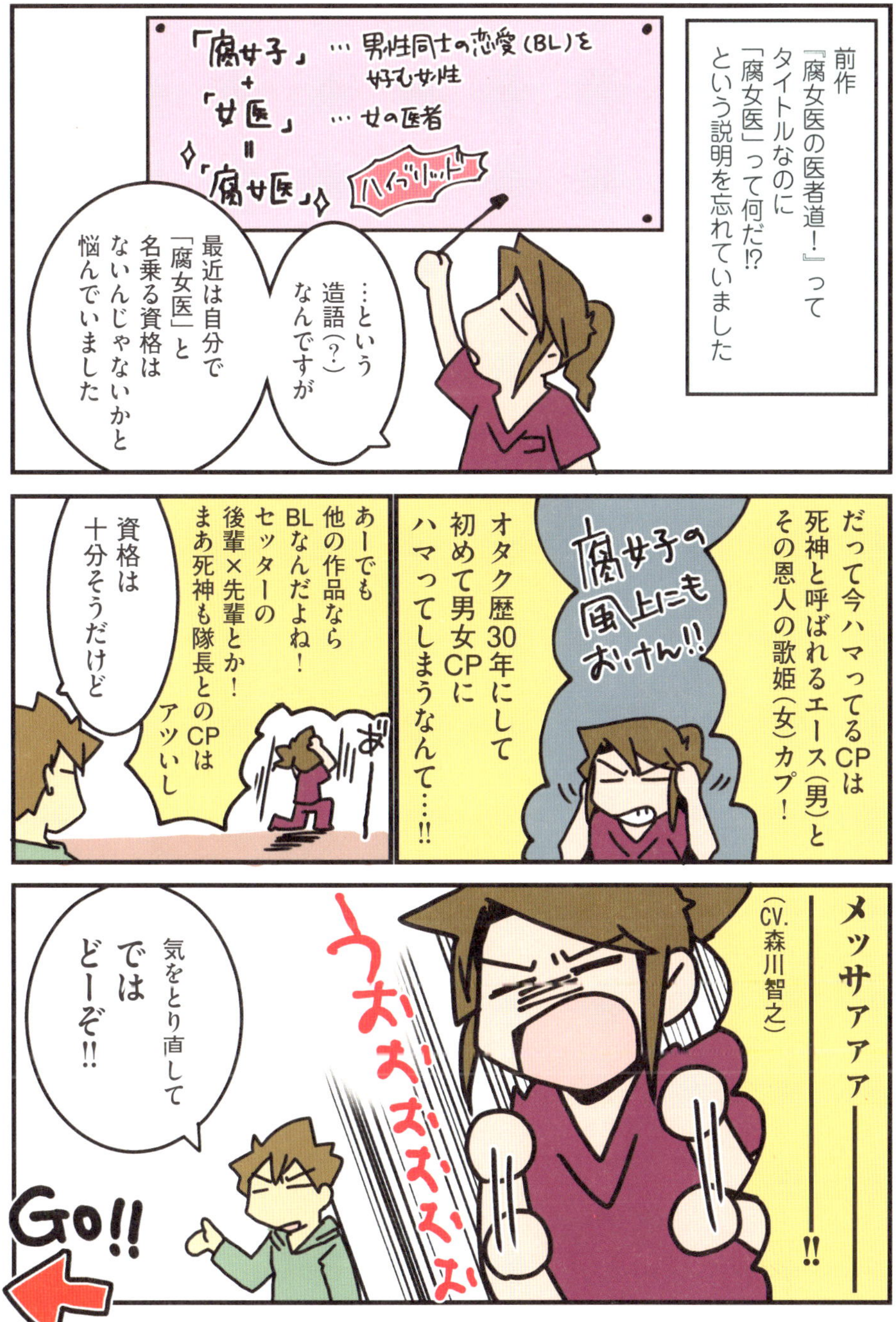
前作『腐女医の医者道！』ってタイトルなのに「腐女医」って何だ⁉という説明を忘れていました
「腐女子」…男性同士の恋愛(BL)を好む女性
+
「女医」…女の医者
=
「腐女医」
ハイブリッド
…という造語(?)なんですが
最近は自分で「腐女医」と名乗る資格はないんじゃないかと悩んでいました
だって今ハマってるCPは死神と呼ばれるエース(男)とその恩人の歌姫(女)カプ！
腐女子の風上にもおけん!!
オタク歴30年にして初めて男女CPにハマってしまうなんて…!!
あーでも他の作品ならBLなんだよね！セッターの後輩×先輩とか！まあ死神も隊長とのCPはアツいし
あー
資格は十分そうだけど
メッサアアア———!!
(CV.森川智之)
うおおおおおお
気をとり直して
ではどーぞ!!
GO!!

CONTENTS 目次

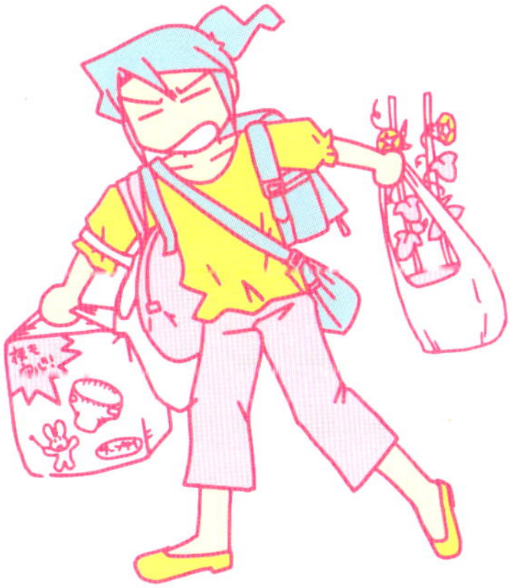

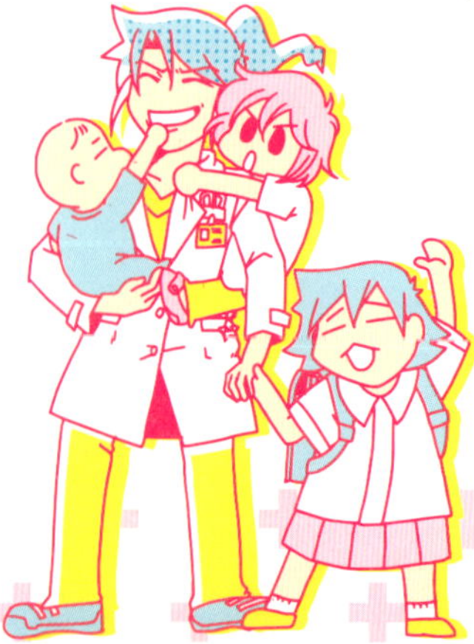

人物紹介 CHARACTERS

るる
（夫）

消化器外科医。
医局で同期だった。
サッカー関連と池上彰の出ている
番組は欠かさず録画している。

さーたり

消化器外科医。
好きなテレビといっても
アニメしか見ていないので
我ながら徹底していると思う。

しょ～
（長男：1歳）

愛想の良さは抜群。
アンパンマンと
おかあさんといっしょが流れると
テレビの前で
お尻を振っている。

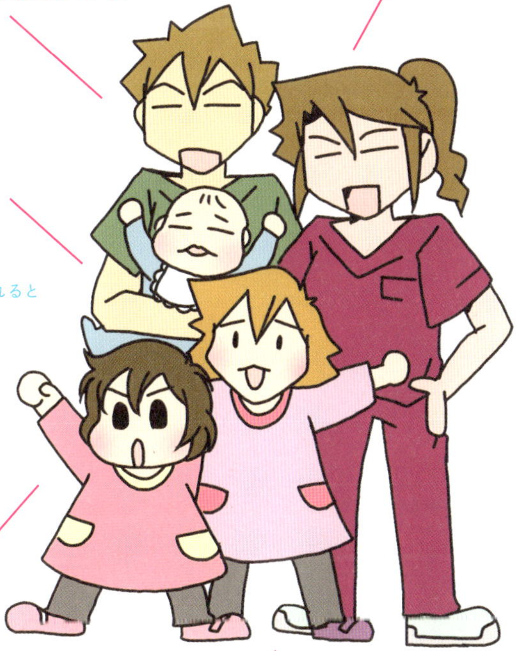

な～
（次女：3歳）

我が家の暴君にも
プリキュア&
プリンセスブーム到来。
もちろん好きなテレビはプリキュア。
将来の夢は「おにいさん」(!)

む～
（長女：6歳）

夢見る小学1年生。
将来の夢は「プリンセスでアイドル」
好きなテレビは「ポケモン」と
「すくすく子育て」

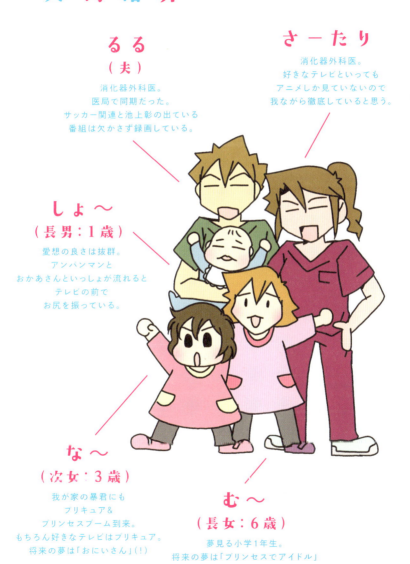

腐女医の医者道！

FUJOY'S DOCTOR ROAD!

Episode.1

3人目誕生！子育て奮闘記

FUJOY'S DOCTOR ROAD!

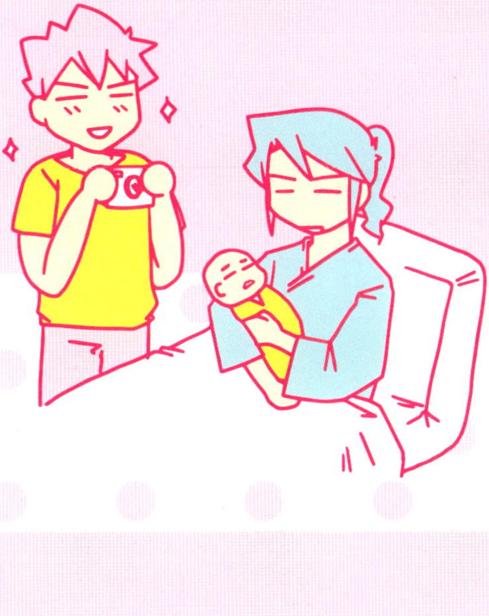

我が家の「3人目の壁」

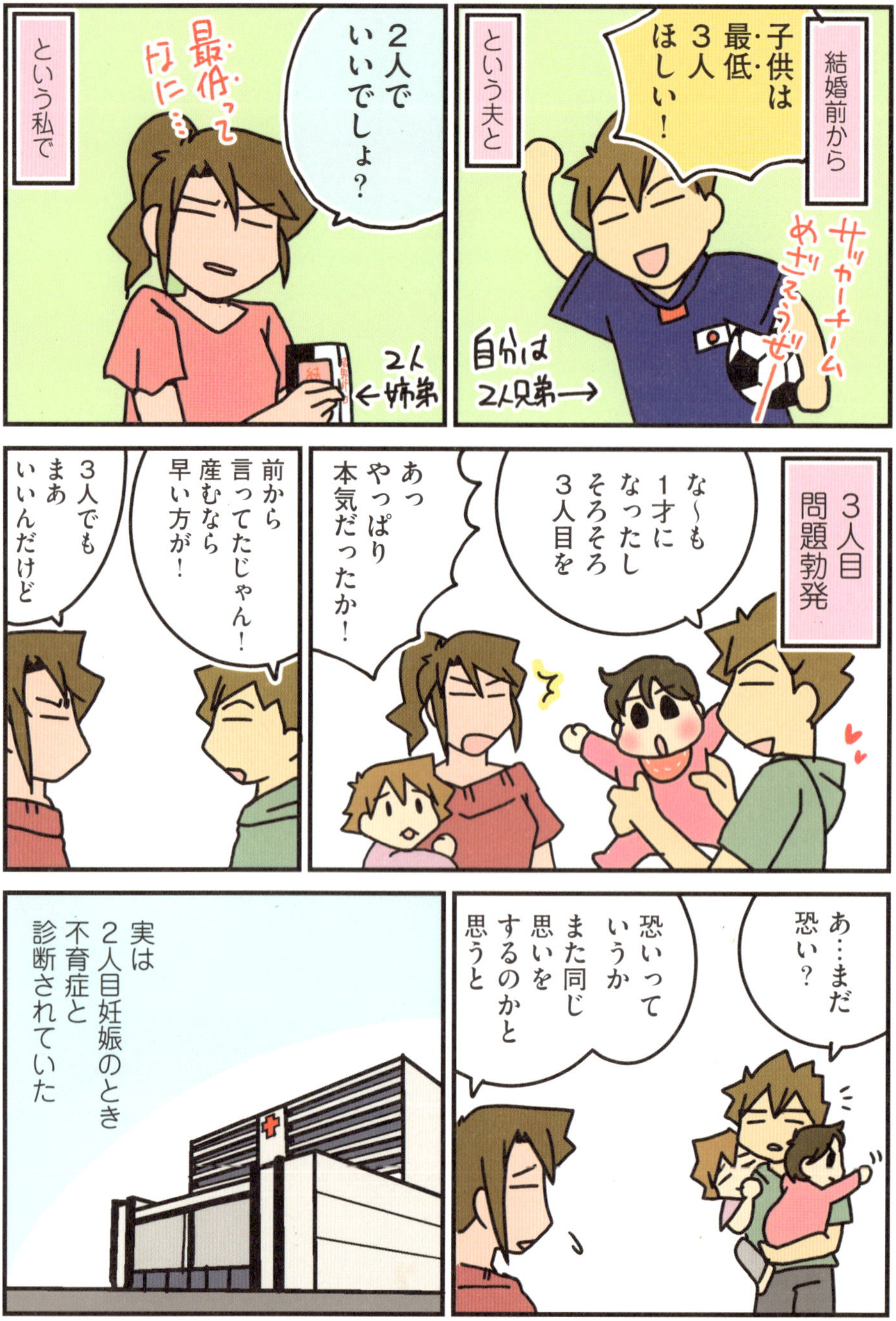

結婚前から
子供は最低3人ほしい！
という夫と
サッカーチームめざそうぜ～！
自分は2人兄弟→
2人でいいでしょ？
最低ってなに……
という私で
←2人姉弟
3人目問題勃発
な～も1才になったしそろそろ3人目を
あっやっぱり本気だったか！
前から言ってたじゃん！産むなら早い方が！
3人でもまあいいんだけど
あ…まだ恐い？
恐いっていうかまた同じ思いをするのかと思うと
実は2人目妊娠のとき不育症と診断されていた

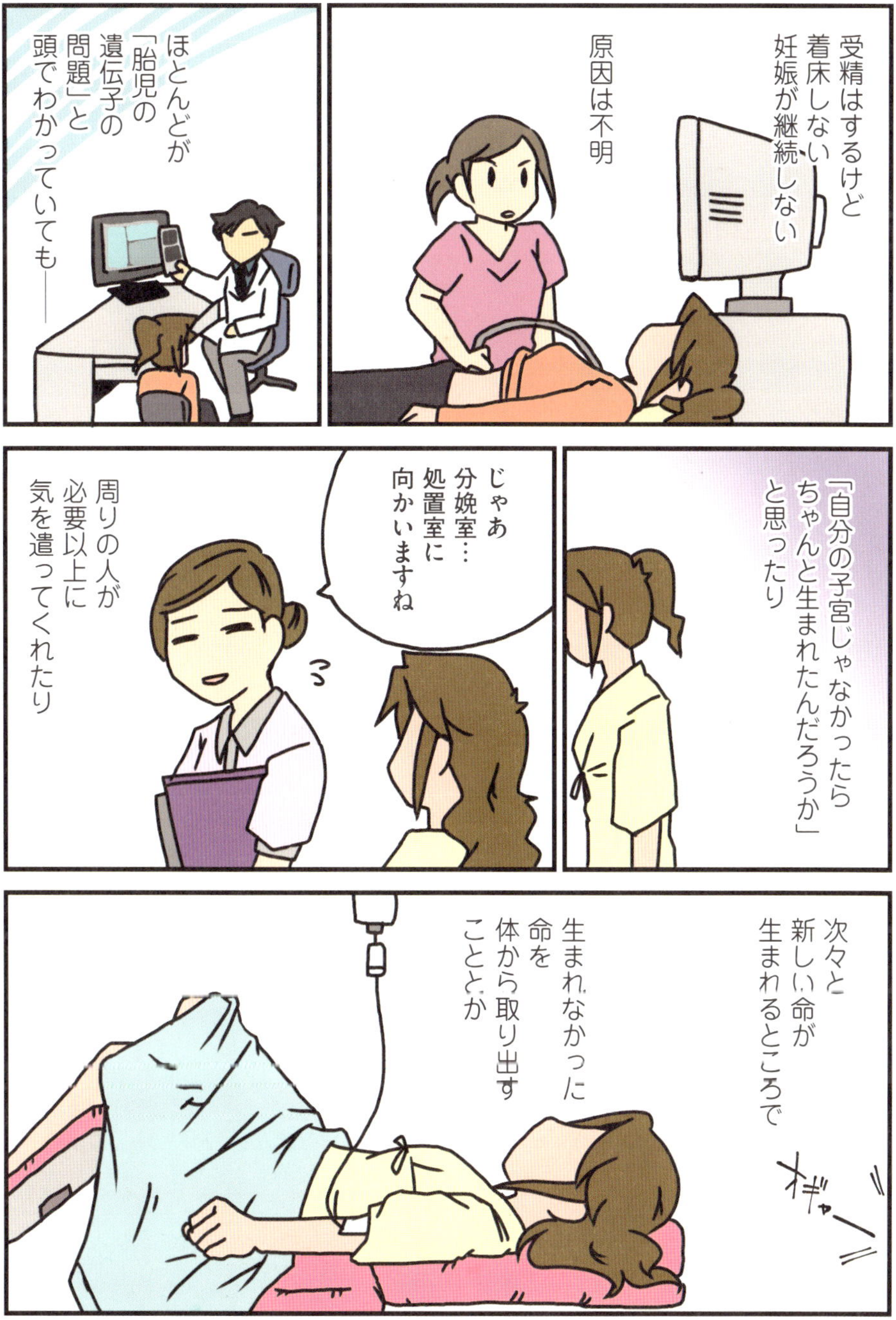
受精はするけど
着床しない
妊娠が継続しない
原因は不明
ほとんどが
「胎児の
遺伝子の
問題」と
頭でわかっていても——
「自分の子宮じゃなかったら
ちゃんと生まれたんだろうか」
と思ったり
じゃあ
分娩室…
処置室に
向かいますね
周りの人が
必要以上に
気を遣ってくれたり
次々と
新しい命が
生まれるところで
生まれなかった
命を
体から取り出す
こととか
オギャー

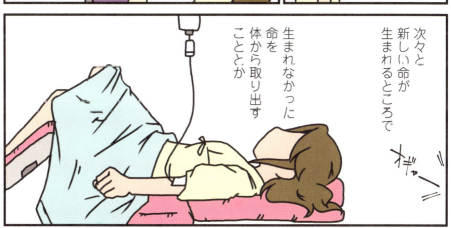

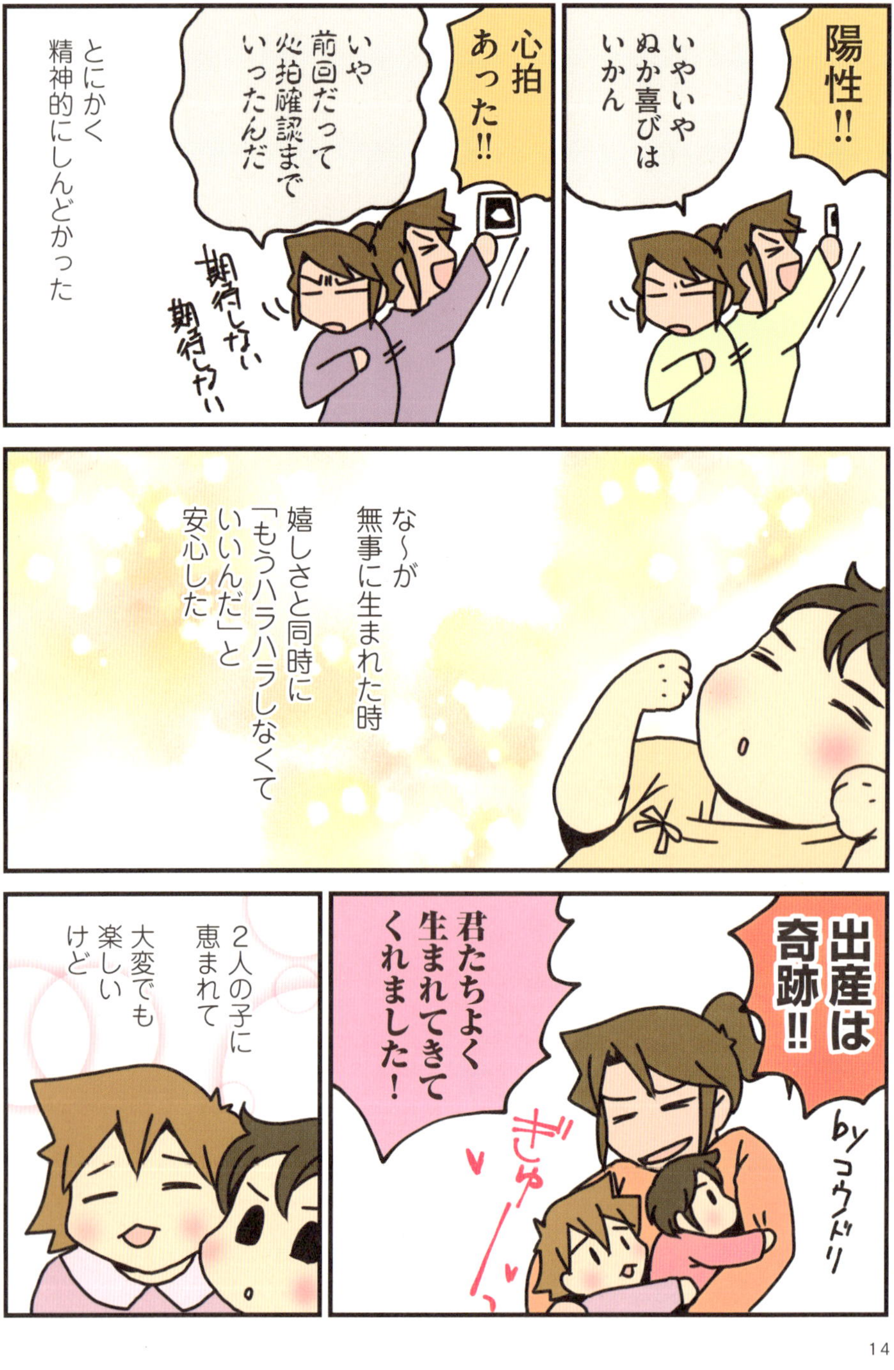
陽性!!
いやいや ぬか喜びは いかん
心拍 あった!!
いや 前回だって 心拍確認まで いったんだ
期待しない 期待しない
とにかく 精神的にしんどかった
な〜が 無事に生まれた時 嬉しさと同時に 「もうハラハラしなくて いいんだ」と 安心した
出産は 奇跡!!
君たちよく 生まれてきて くれました!
by コウノドリ
ぎゅ〜っ
2人の子に 恵まれて 大変でも 楽しい けど

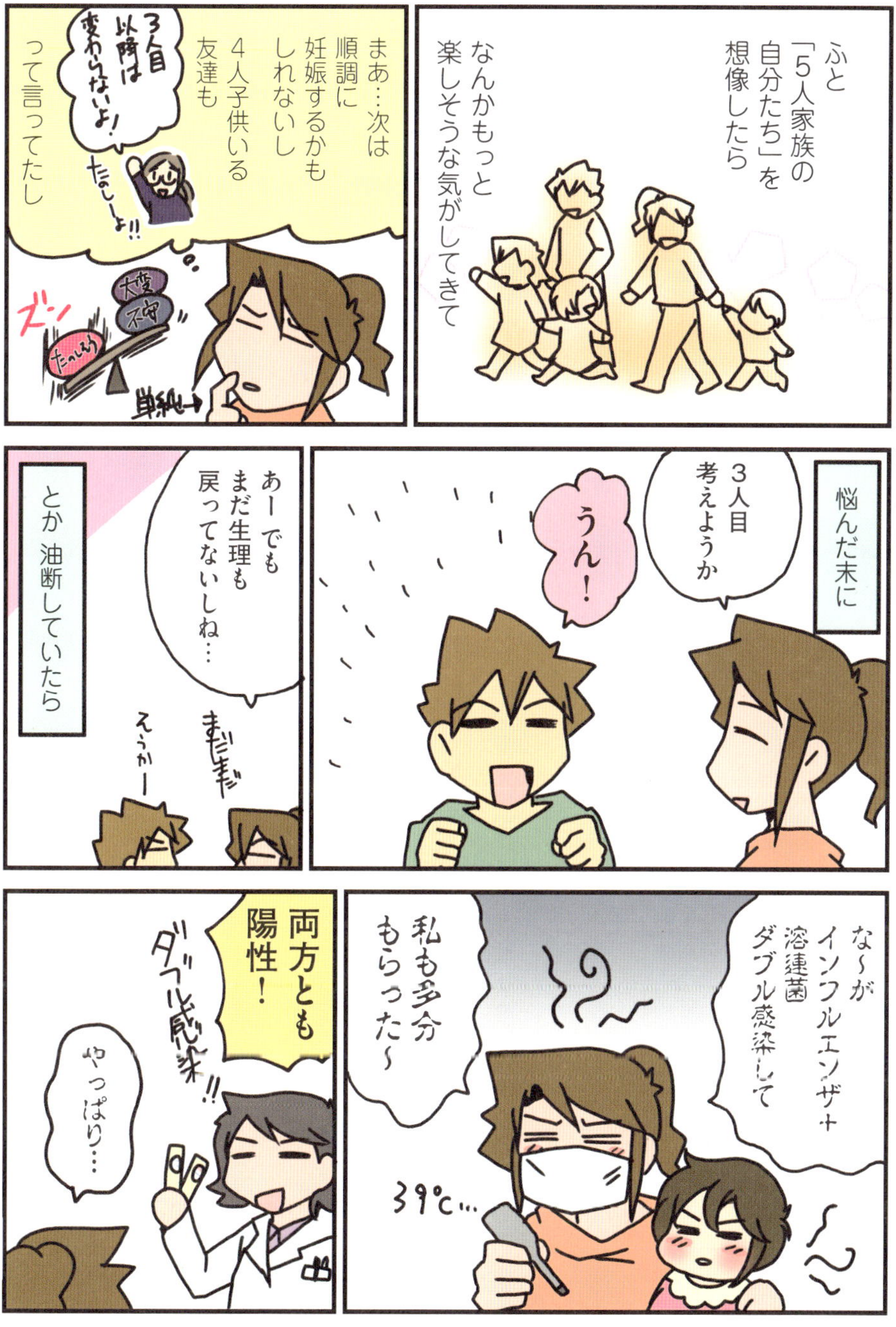
ふと「5人家族の自分たち」を想像したら
なんかもっと楽しそうな気がしてきて
まあ…次は順調に妊娠するかもしれないし
4人子供いる友達も
3人目以降は変わらないよ!
たのしーよ!!
って言ってたし
大変
不安
ズン
単純→
悩んだ末に
3人目考えようか
うん!
とか油断していたら
あー でもまだ生理も戻ってないしね…
まだまだ
そうかー
な〜がインフルエンザ+溶連菌ダブル感染して
私も多分もらった〜
39℃…
両方とも陽性!
ダブル感染!!
やっぱり…

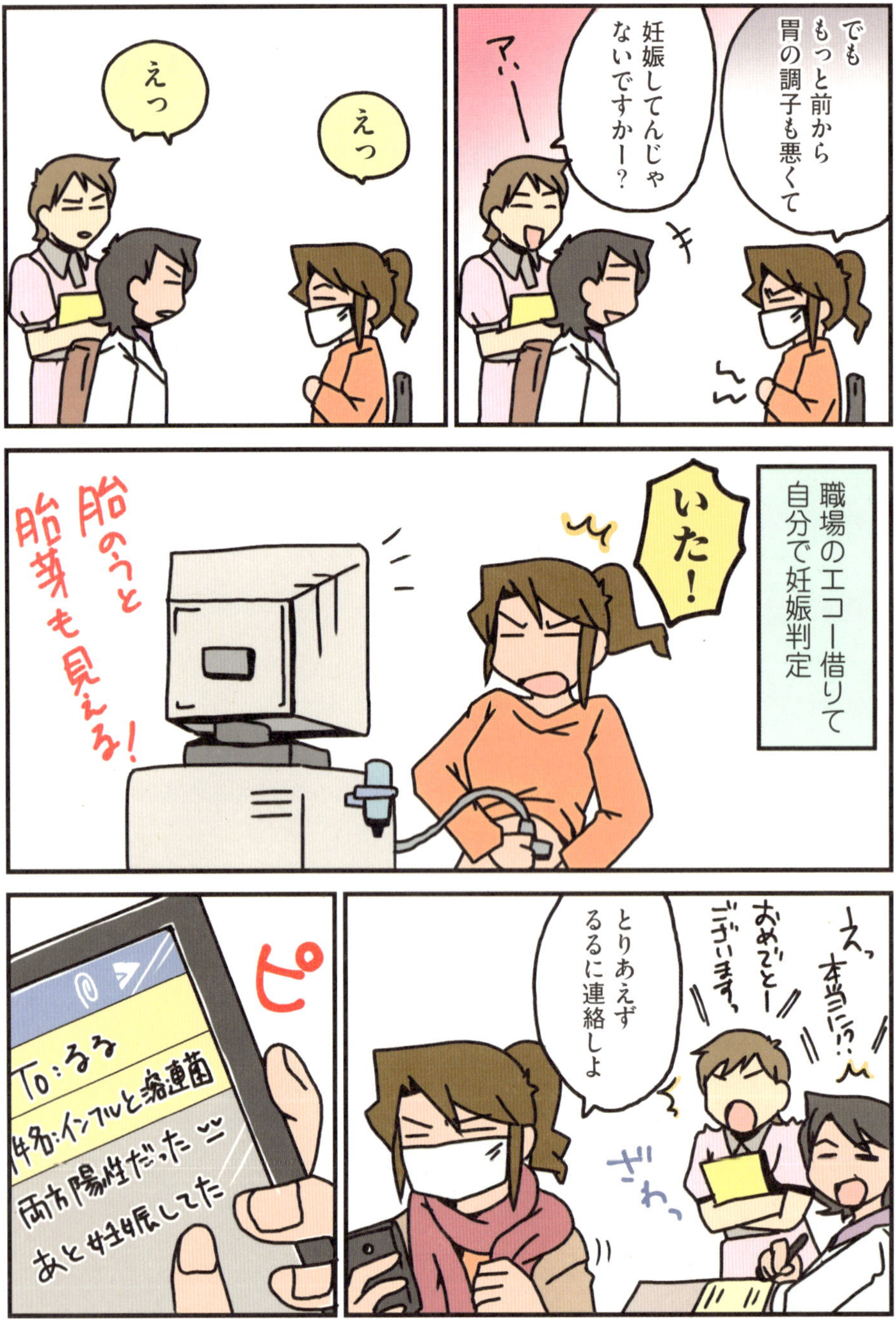
でも
もっと前から
胃の調子も悪くて
妊娠してんじゃないですかー?
アハー
キ
えっ
えっ
職場のエコー借りて自分で妊娠判定
いた!
胎のうと胎芽も見える!
えっ 本当に!?!?
おめでとーございますっ
とりあえずるるに連絡しよ
ざわっ
ピ
To:るる
件名:インフルと溶連菌
両方陽性だった
あと妊娠してた

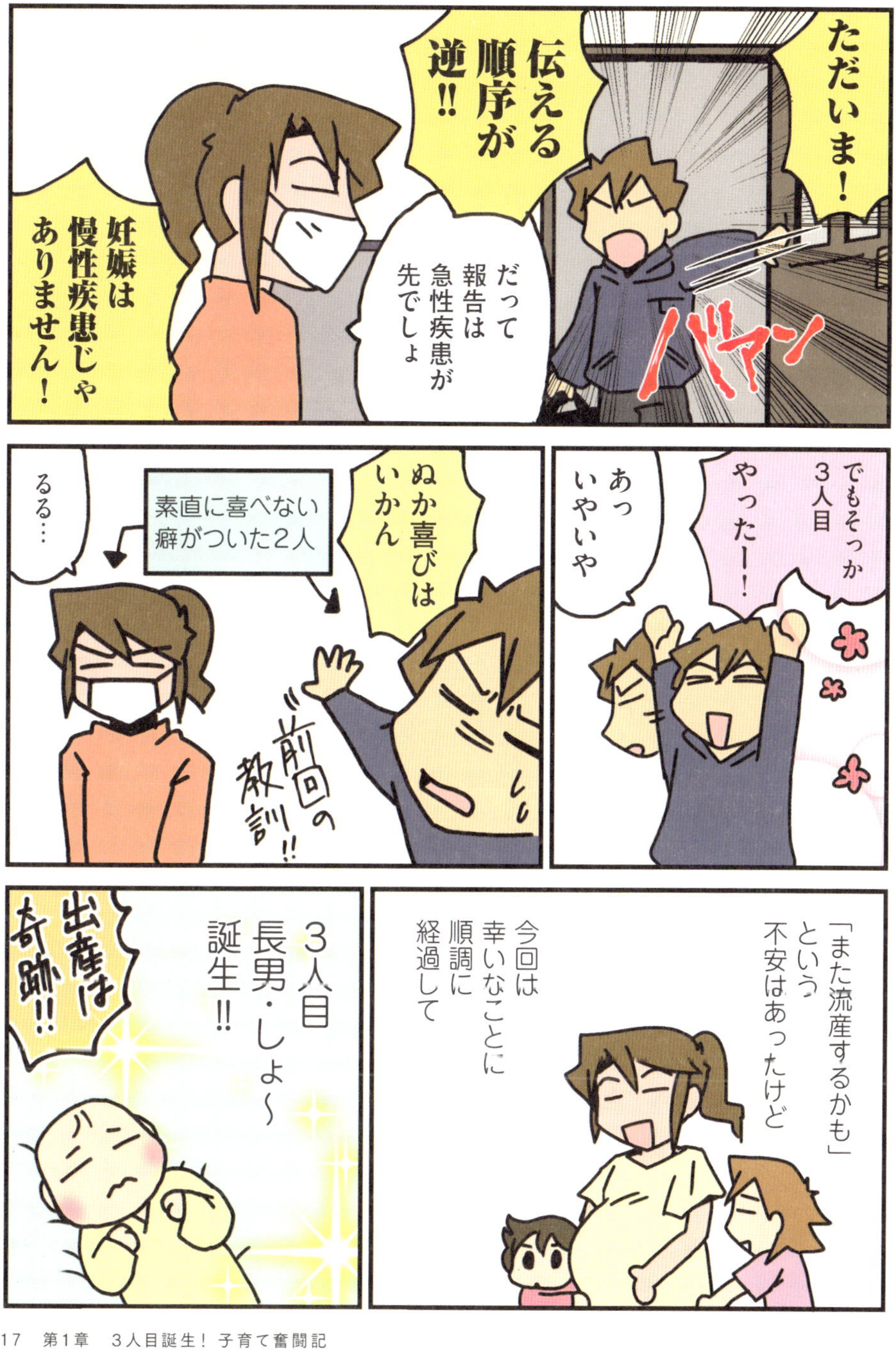
ただいま！
バァン
伝える順序が逆!!
だって報告は急性疾患が先でしょ
妊娠は慢性疾患じゃありません！
でもそっか3人目やったー！
あっいやいや
ぬか喜びはいかん
前回の教訓!!
素直に喜べない癖がついた2人
るる…
「また流産するかも」という不安はあったけど
今回は幸いなことに順調に経過して
3人目長男・しょ〜誕生!!
出産は奇跡!!

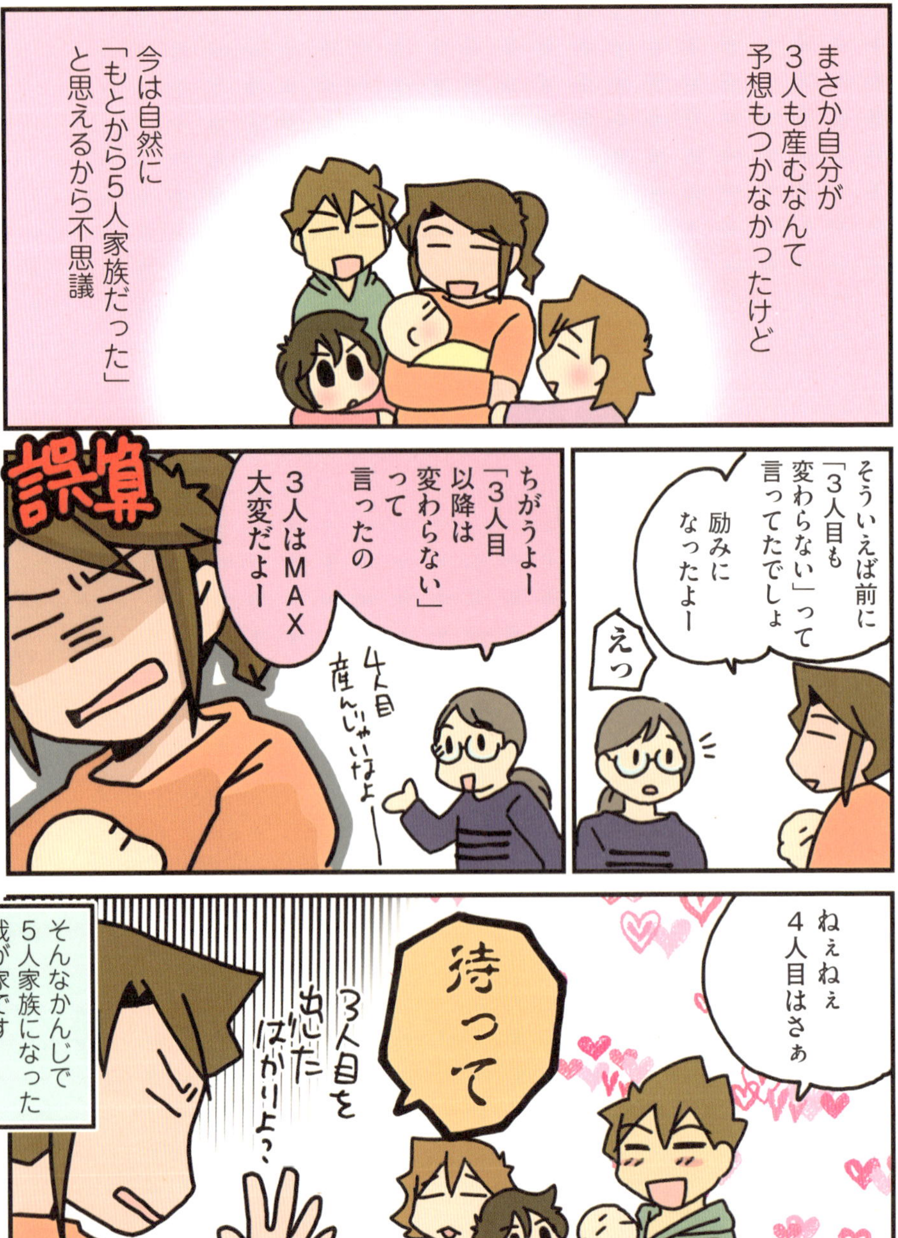
まさか自分が3人も産むなんて予想もつかなかったけど
今は自然に「もとから5人家族だった」と思えるから不思議
そういえば前に「3人目も変わらない」って言ってたでしょ
励みになったよー
えっ
ちがうよー「3人目以降は変わらない」って言ったの
3人はMAX大変だよー
4人目産んじゃいなよー
誤算
ねぇねぇ4人目はさぁ
待って
3人目を出したばかりよっ、
そんなかんじで5人家族になった我が家です

Column.1 不育症といわれても

まさか自分が3人も子供産むなんて10年前予想できたでしょうか。いや、ない（反語）。そんなわけで3児の母現在進行形ですが、漫画の中で友達が言っていた「3人はMAX大変」の意味がわかってきた今日この頃。右手・左手、パパ・ママ、自転車の子供椅子前・後…となにかと2人までが限度のことが多くて、常に1人あぶれている感じです。しょ～がもう少し大きくなったらもっと大変だろうなあ。でも3人の子供たちはいつも楽しそうで、やっぱり産んでよかったです。いや、産めてよかった。

漫画の中で「不育症」に触れましたが、「不妊症」よりも認知度は低く、私も「1人産めているのに不育症なんて!」と衝撃でした。婦人科医によると「よくあること」だそうですが…。血液の凝固異常など原因がはっきりしていることもありますが、ほとんどが「原因不明」だとのこと。当時本やネットで情報を探しましたが体験談含めてもあまりなく困ったのを覚えています。少しですが、この漫画で「不育症」という疾患があると知ってもらえたら嬉しいです。

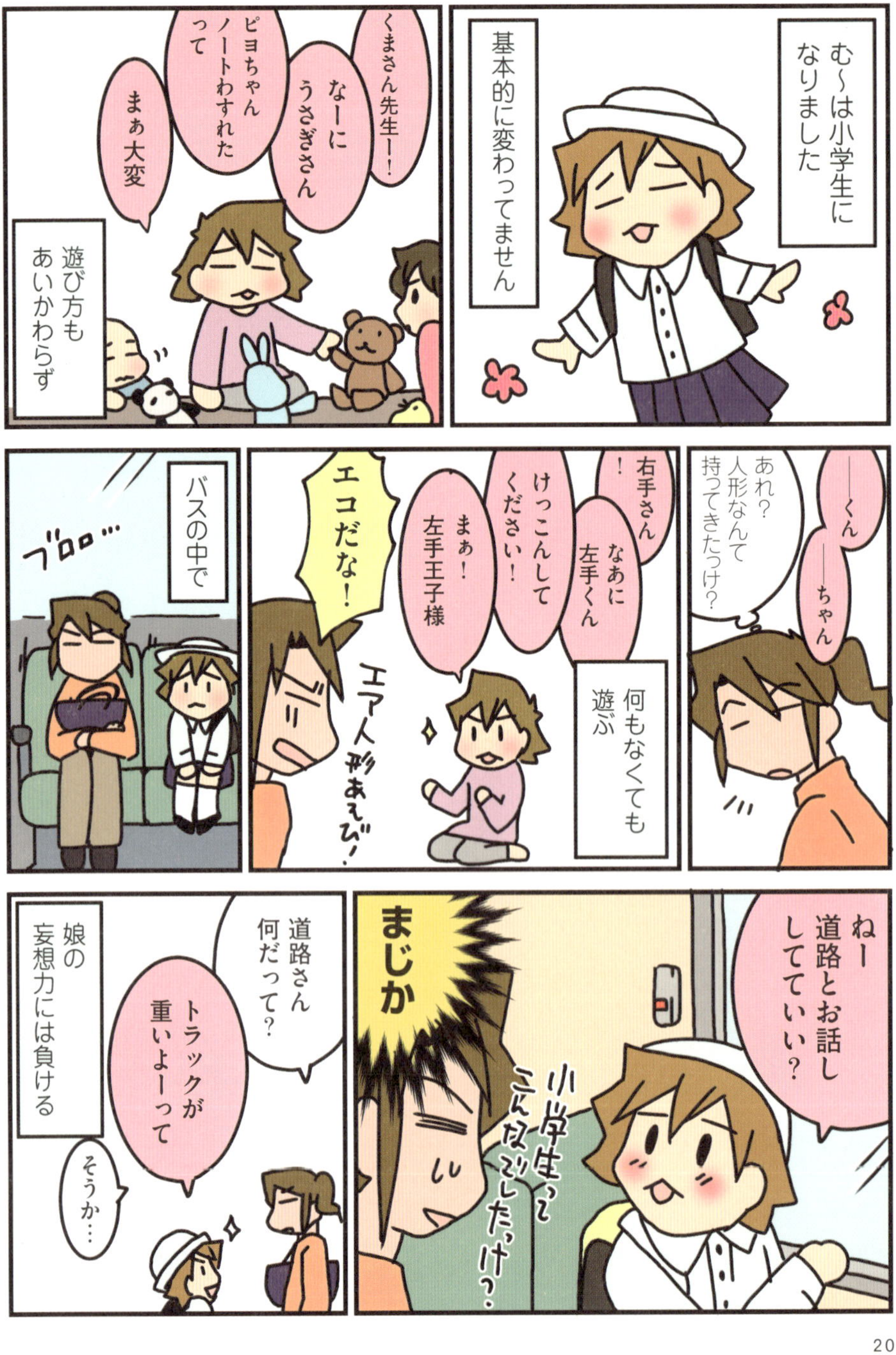
む～は小学生になりました
基本的に変わってません
くまさん先生ー！
なーにうさぎさん
ピヨちゃんノートわすれたって
まぁ大変
遊び方もあいかわらず
――くん
――ちゃん
あれ？人形なんて持ってきたっけ？
右手さん！
なぁに左手くん
けっこんしてください！
まぁ！左手王子様
何もなくても遊ぶ
エコだな！
エア人形あそび！
バスの中で
ブロロ…
ねー道路とお話ししてていい？
まじか
小学生ってこんなでしたっけ？
道路さん何だって？
トラックが重いよーって
そうか…
娘の妄想力には負ける

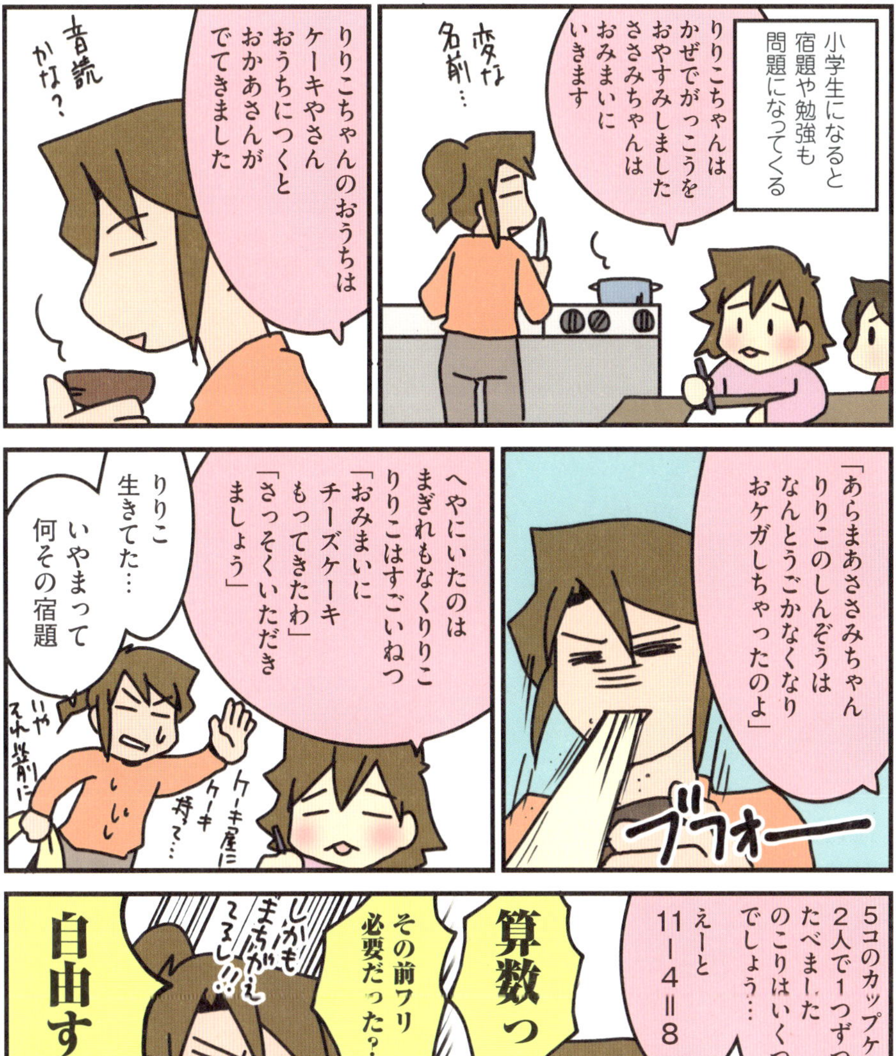
小学生になると宿題や勉強も問題になってくる
りりこちゃんはかぜでがっこうをおやすみしましたささみちゃんはおみまいにいきます
変な名前…
りりこちゃんのおうちはケーキやさんおうちにつくとおかあさんがでてきました
音読かな?
「あらまあささみちゃんりりこのしんぞうはなんとうごかなくなりおケガしちゃったのよ」
ブフォー
へやにいたのはまぎれもなくりりこりりこはすごいねっ「おみまいにチーズケーキもってきたわ」「さっそくいただきましょう」
ケーキ屋にケーキ持って…
りりこ生きてた…
いやまって何その宿題
いやそれ以前に
5コのカップケーキを2人で1つずつたべましたのこりはいくつでしょう…
えーと11−4=8
算数っ
その前フリ必要だった?
しかもまちがえてるし!!
自由すぎるだろ!!
しかも30問中の1問?
ビシィ

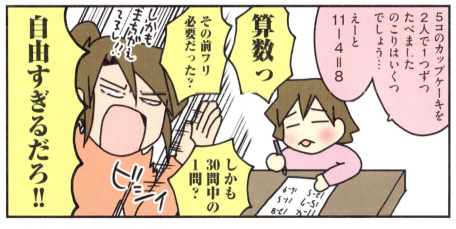

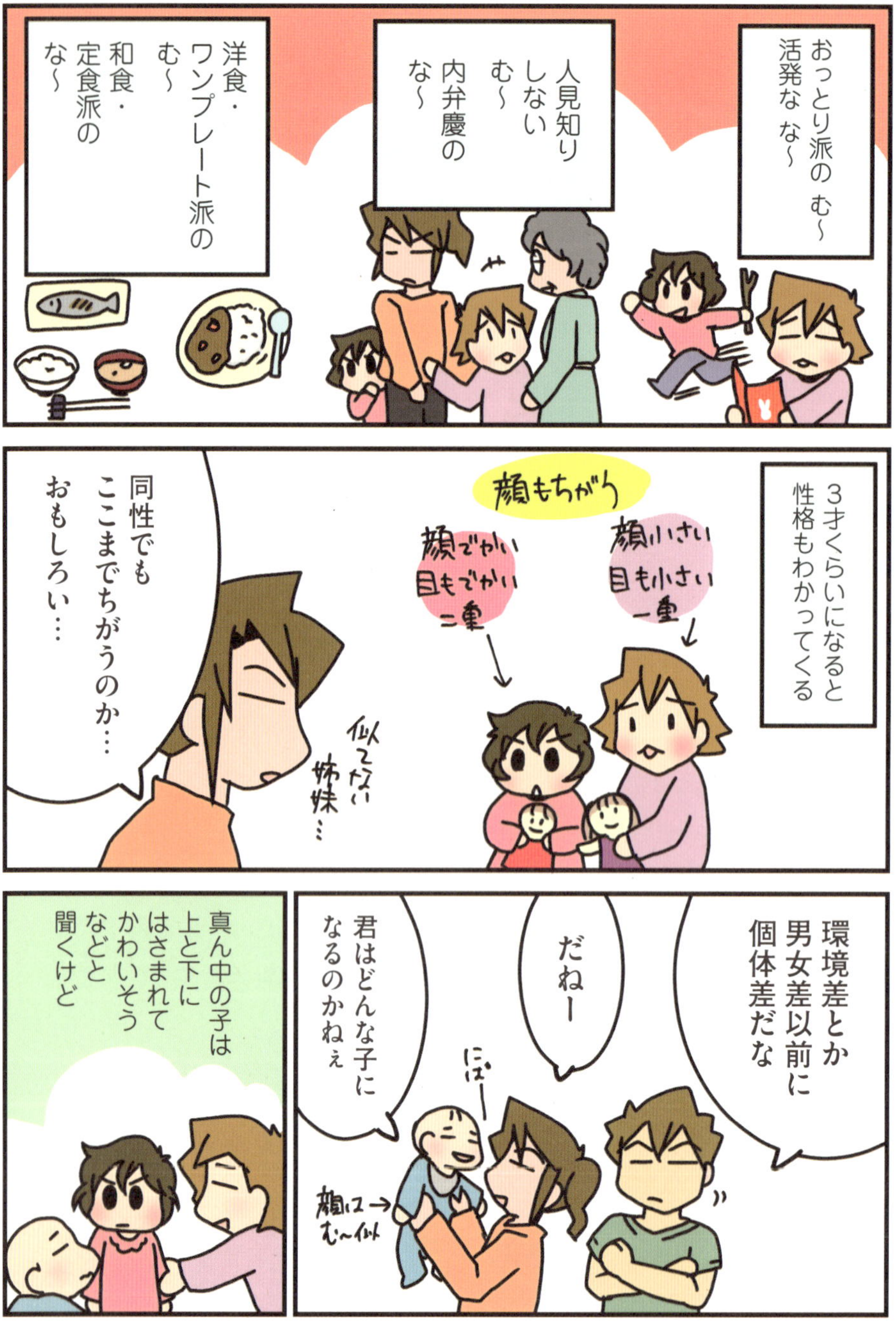
おっとり派の む～
活発な な～
人見知りしない む～
内弁慶の な～
洋食・ワンプレート派の む～
和食・定食派の な～
3才くらいになると性格もわかってくる
顔もちがう
顔小さい 目も小さい 一重
顔でかい 目もでかい 二重
似てない姉妹…
同性でもここまでちがうのか…おもしろい…
環境差とか男女差以前に個体差だな
だねー
君はどんな子になるのかねぇ
にぱー
顔は→む～似
真ん中の子は上と下にはさまれてかわいそうなどと聞くけど

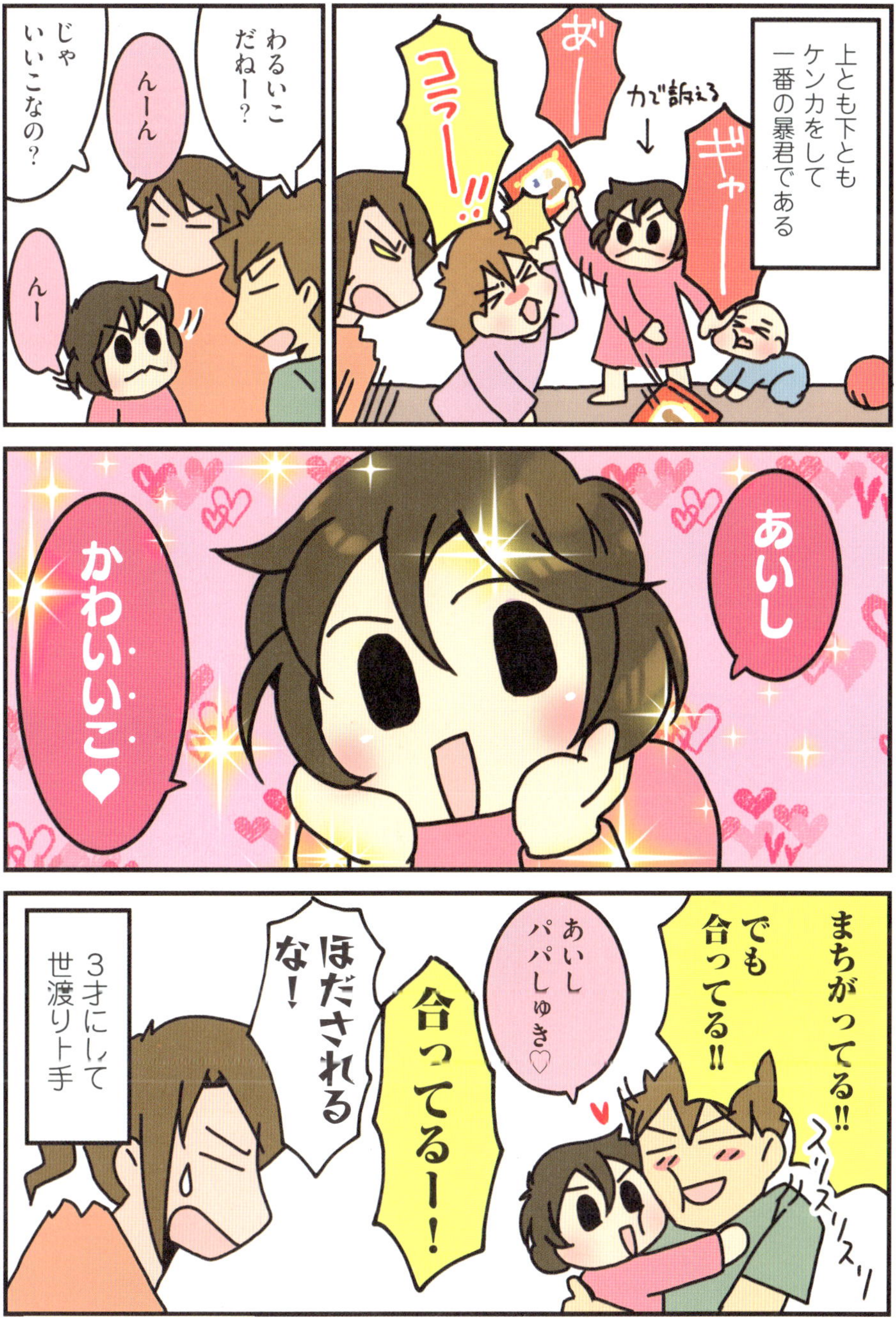
上とも下ともケンカをして一番の暴君である
ギャー
あ゛ー
力で訴える
コラー!!
わるいこだねー？
んーん
じゃいいこなの？
んー
あいし
かわいいこ♥
まちがってる!!
でも合ってる!!
あいしパパしゅき♡
合ってるー！
ほだされるな！
3才にして世渡り上手
スリスリスリ

む〜と注射

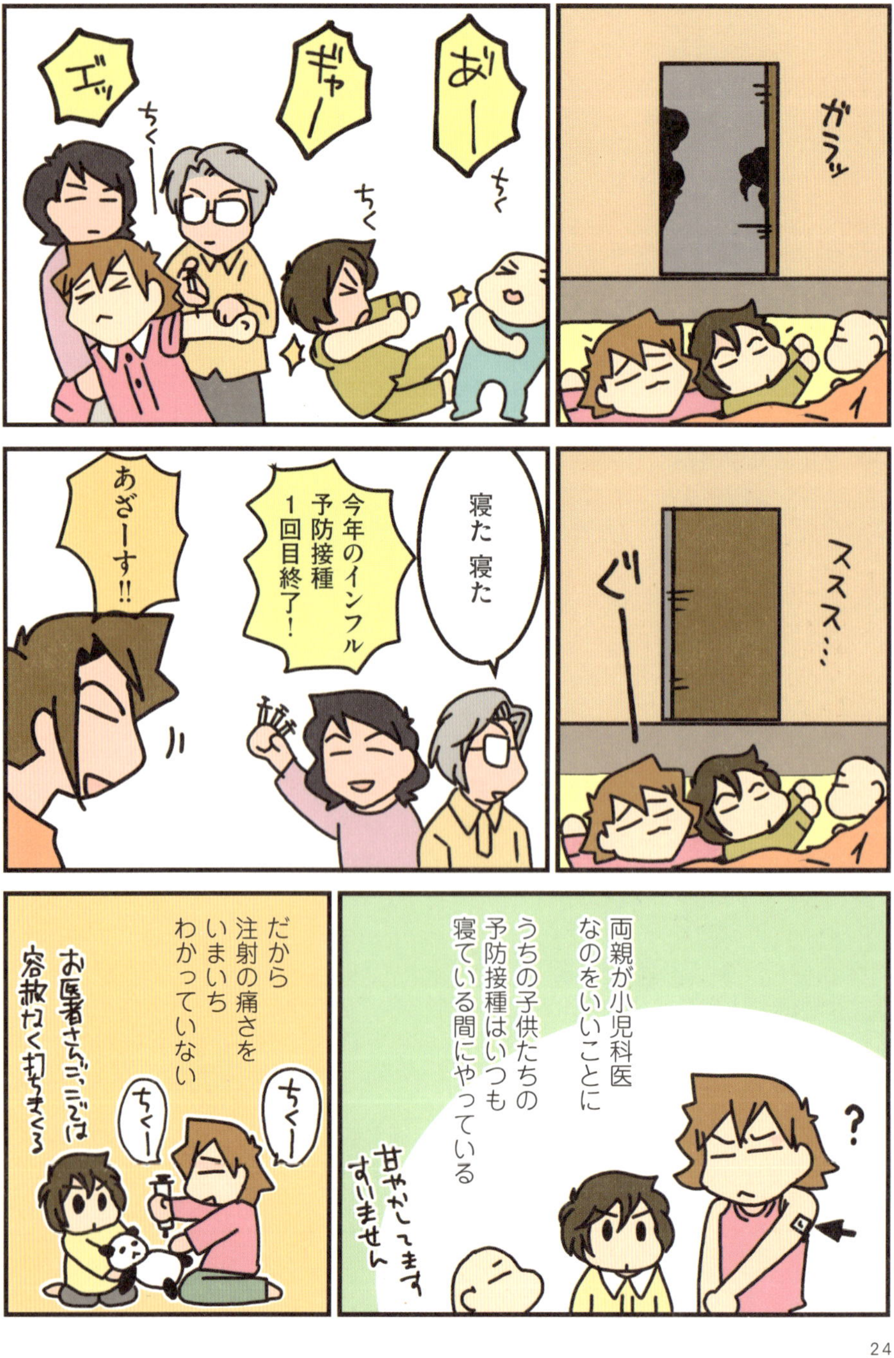

ガラッ
ちく
あ゛ー
ちく
ギャー
ちくーー
ヹッ
ススス…
ぐーー
寝た 寝た
今年のインフル
予防接種
1回目終了！
あざーす!!
両親が小児科医
なのをいいことに
うちの子供たちの
予防接種はいつも
寝ている間にやっている
甘やかしてます
すいません
？
だから
注射の痛さを
いまいち
わかっていない
ちくー
ちくー
お医者さんごっこでは
容赦なく打ちまくる

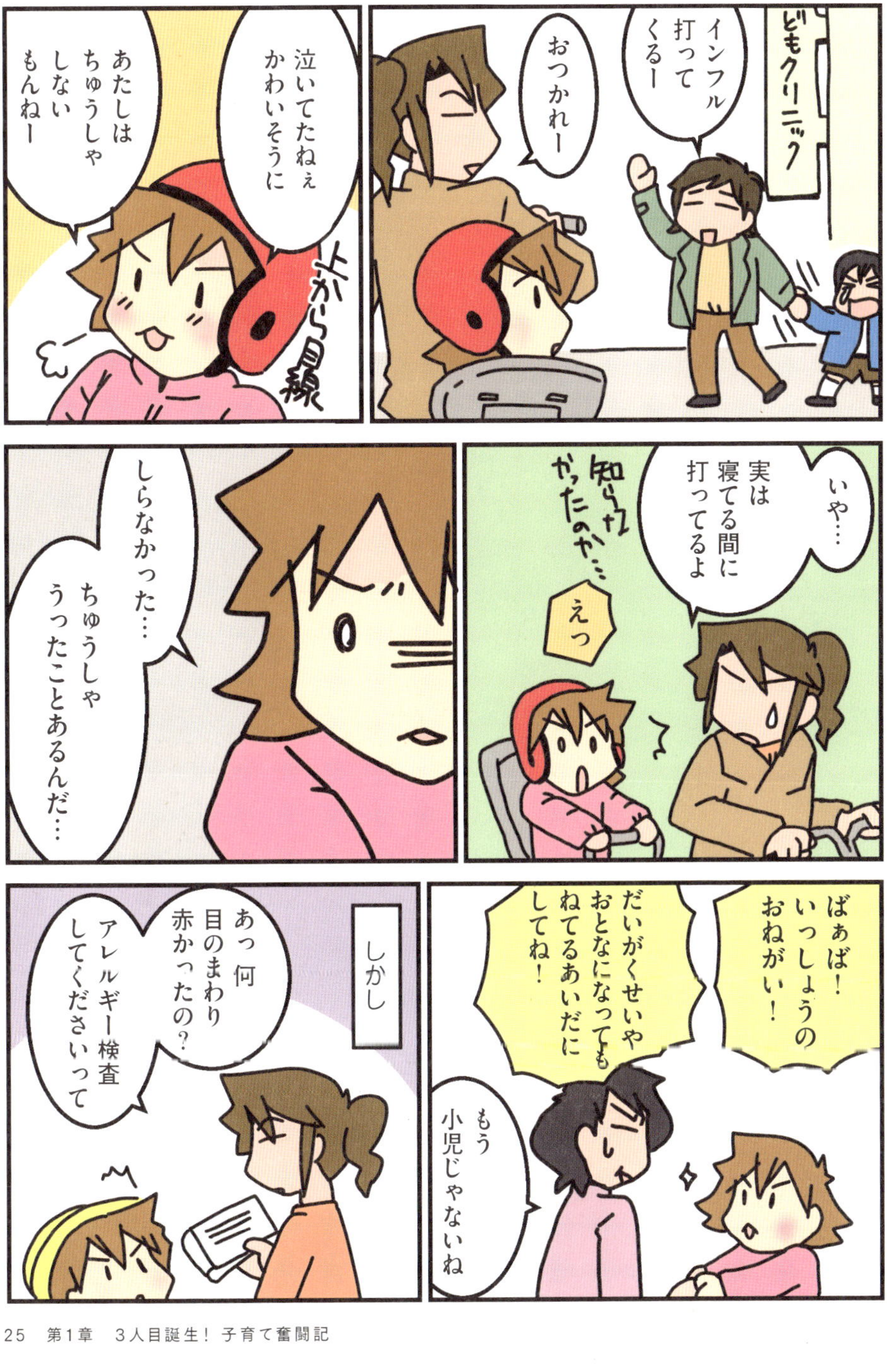
どもクリニック
インフル打ってくるー
おつかれー
泣いてたねぇ かわいそうに
あたしはちゅうしゃしないもんねー
上から目線
いや…
実は寝てる間に打ってるよ
えっ
知らなかったのか…
しらなかった…
ちゅうしゃうったことあるんだ…
ばぁば！いっしょうのおねがい！
だいがくせいやおとなになってもねてるあいだにしてね！
もう小児じゃないね
しかし
あっ 何 目のまわり赤かったの？
アレルギー検査してくださいって

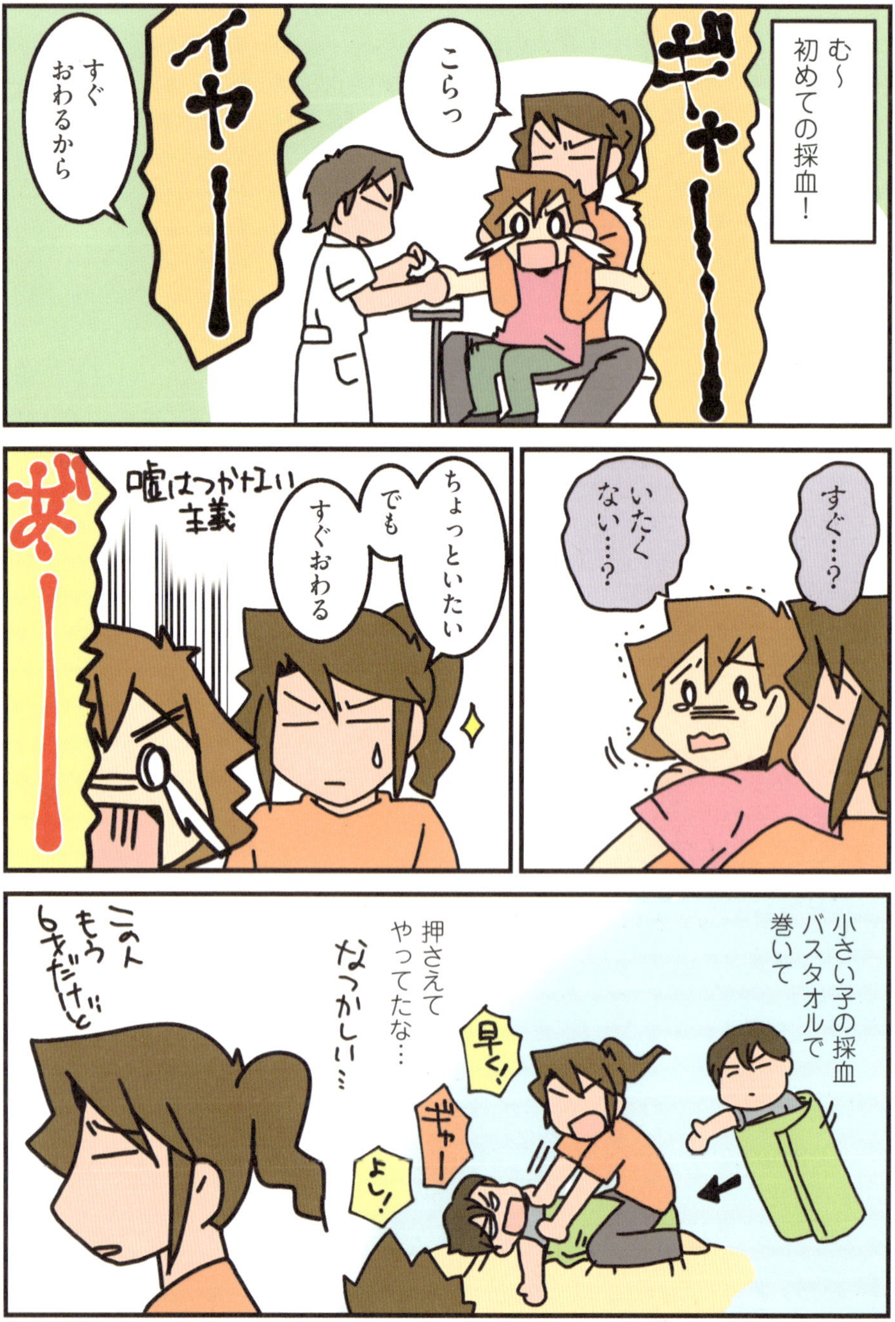
む～
初めての採血！
ギャーーー
こらっ
イヤーー
すぐ
おわるから
すぐ…？
いたく
ない…？
ちょっといたい
でも
すぐおわる
嘘はつかない
主義
ぎゃー
小さい子の採血
バスタオルで
巻いて
押さえて
やってたな…
早く！
ギャー
よし！
なつかしい…
この人
もう
6才だけど…

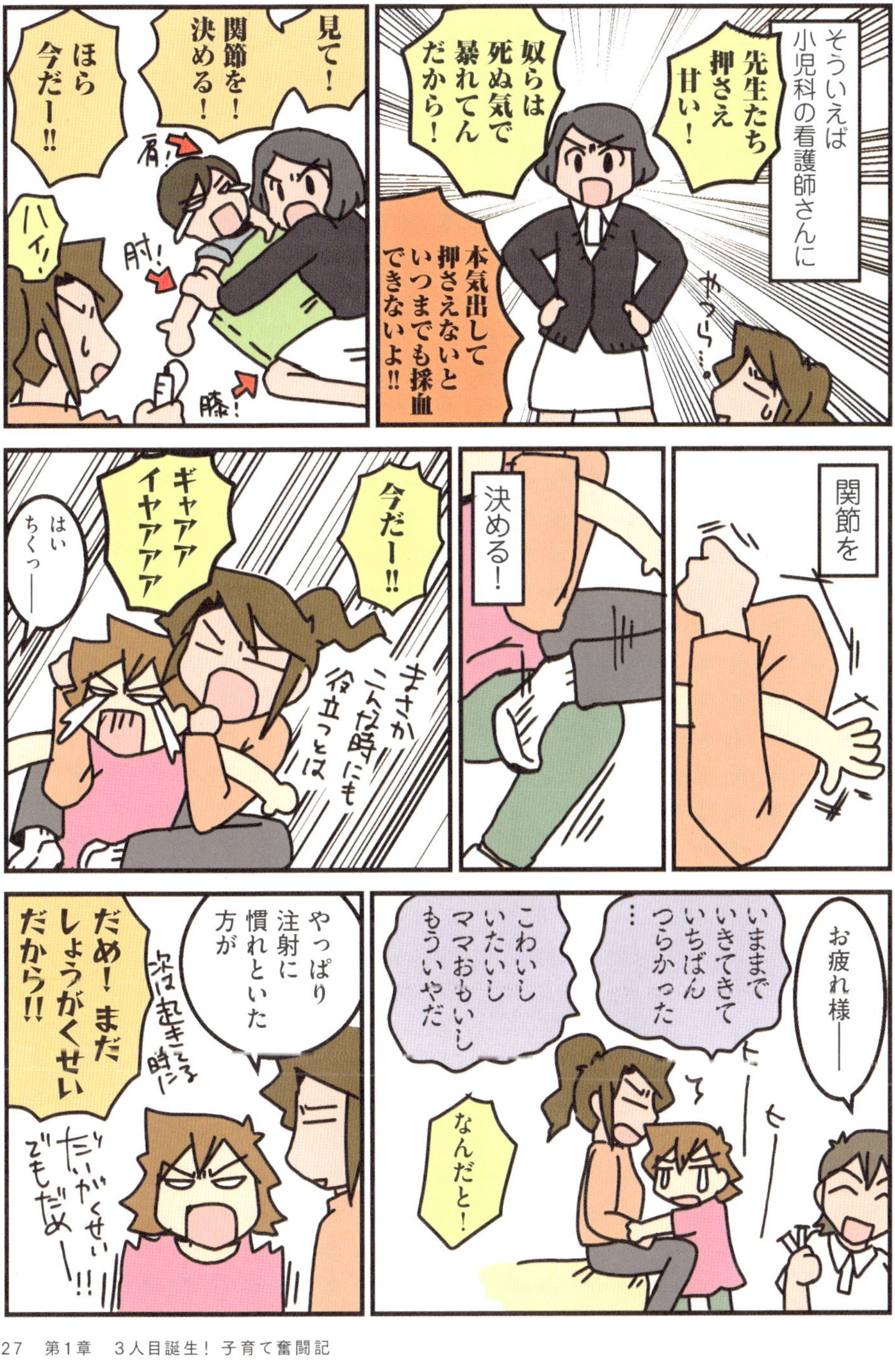
そういえば小児科の看護師さんに
先生たち押さえ甘い！
奴らは死ぬ気で暴れてんだから！
本気出して押さえないといつまでも採血できないよ!!
やつら…
見て！
関節を！決める！
ほら今だー!!
肩！
肘！
膝！
ハイ！
関節を
決める！
今だー!!
ギャアアイヤアアア
はいちくっ――
まさかこんな時にも役立つとは
お疲れ様――
いままでいきてきていちばんつらかった…
こわいしいたいしママおもいしもういやだ
ヒー
ヒー
なんだと！
やっぱり注射に慣れといた方が
次は起きてる時に
だめ！まだしょうがくせいだから!!
だいがくせいでもだめー!!

✚ 今までなかった

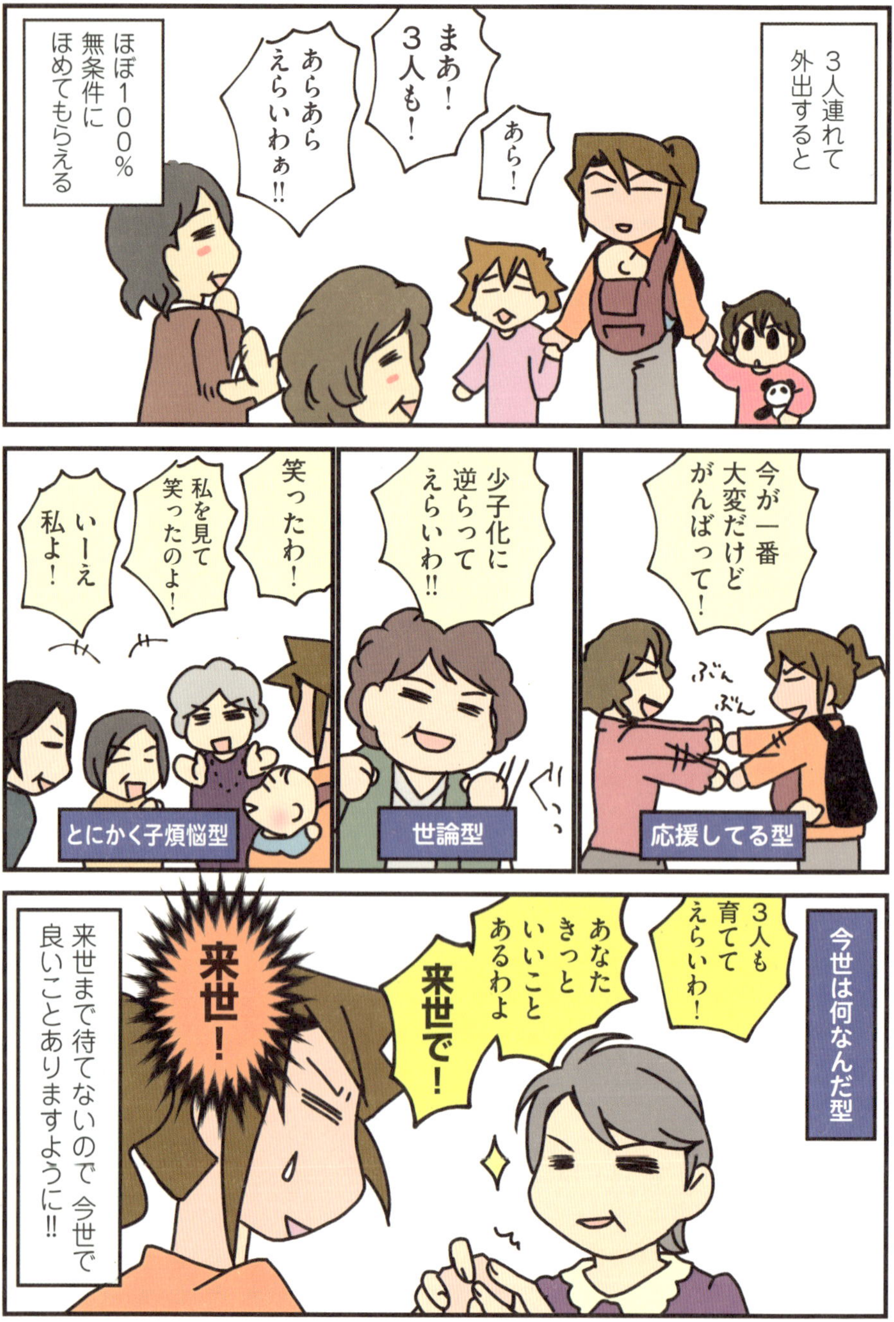
3人連れて外出すると
あら!
まあ! 3人も!
あらあら えらいわぁ!!
ほぼ100% 無条件に ほめてもらえる
今が一番 大変だけど がんばって!
ぶん ぶん
応援してる型
少子化に 逆らって えらいわ!!
世論型
笑ったわ!
私を見て 笑ったのよ!
いーえ 私よ!
とにかく子煩悩型
今世は何なんだ型
3人も 育てて えらいわ!
あなた きっと いいこと あるわよ
来世で!
来世!
来世まで待てないので 今世で 良いことありますように!!

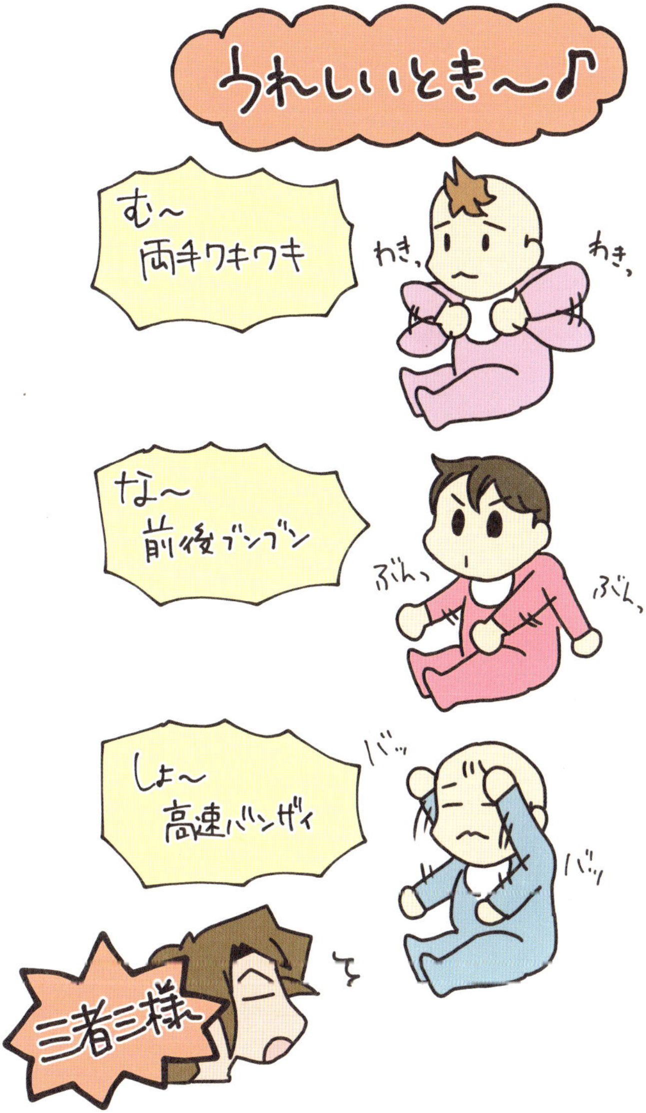

うれしいとき〜♪
む〜
両手ワキワキ
わきっ
わきっ
な〜
前後ブンブン
ぶんっ
ぶんっ
しょ〜
高速バンザイ
バッ
バッ
三者三様

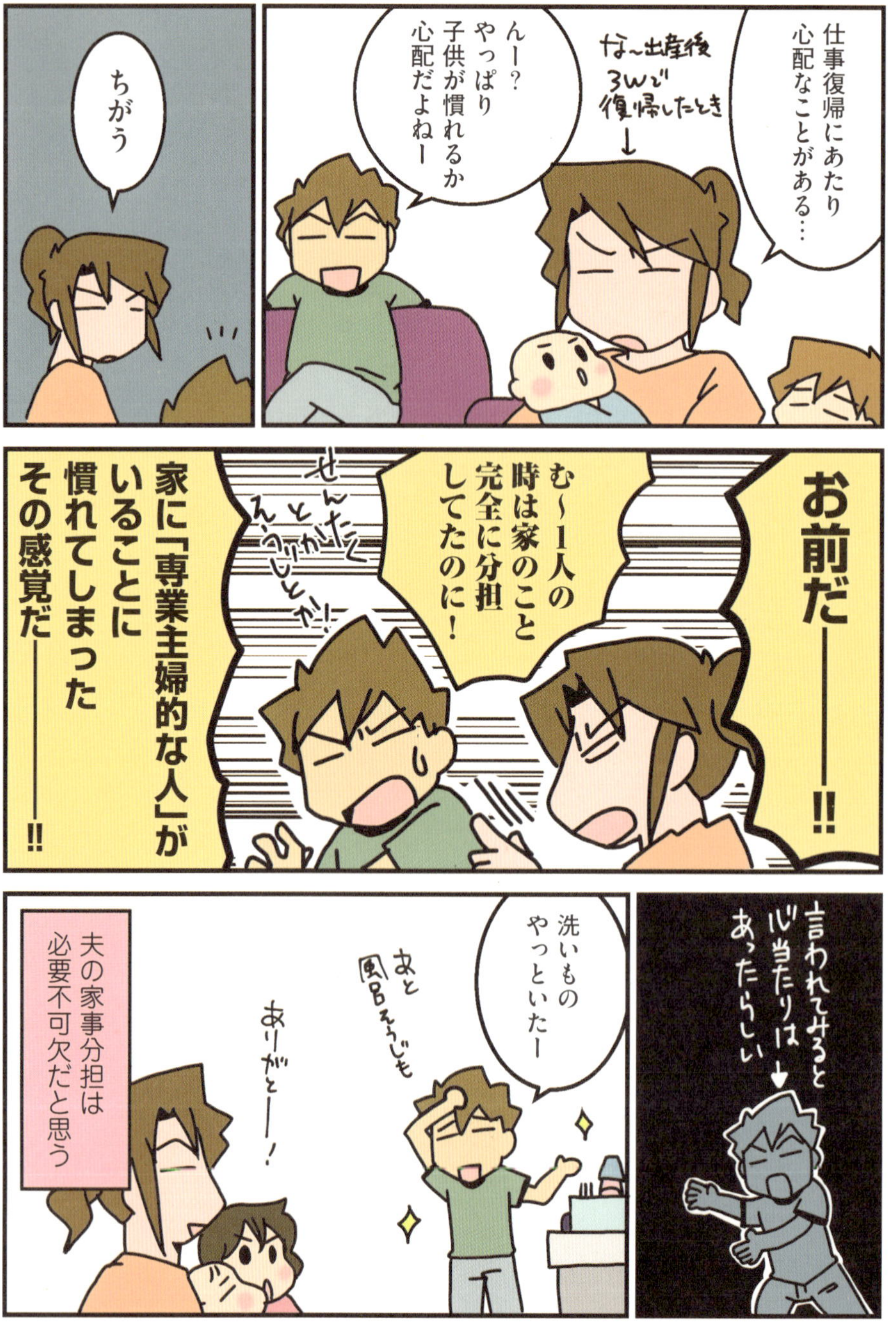
仕事復帰にあたり心配なことがある…
な〜出産後3wで復帰したとき
んー? やっぱり子供が慣れるか心配だよねー
ちがう
お前だ——!!
む〜1人の時は家のこと完全に分担してたのに!
せんたくとか
そうじとかー!
家に「専業主婦的な人」がいることに慣れてしまったその感覚だ——!!
言われてみると心当たりはあったらしい
洗いものやっといたー
あと風呂そうじも
ありがとーー!
夫の家事分担は必要不可欠だと思う

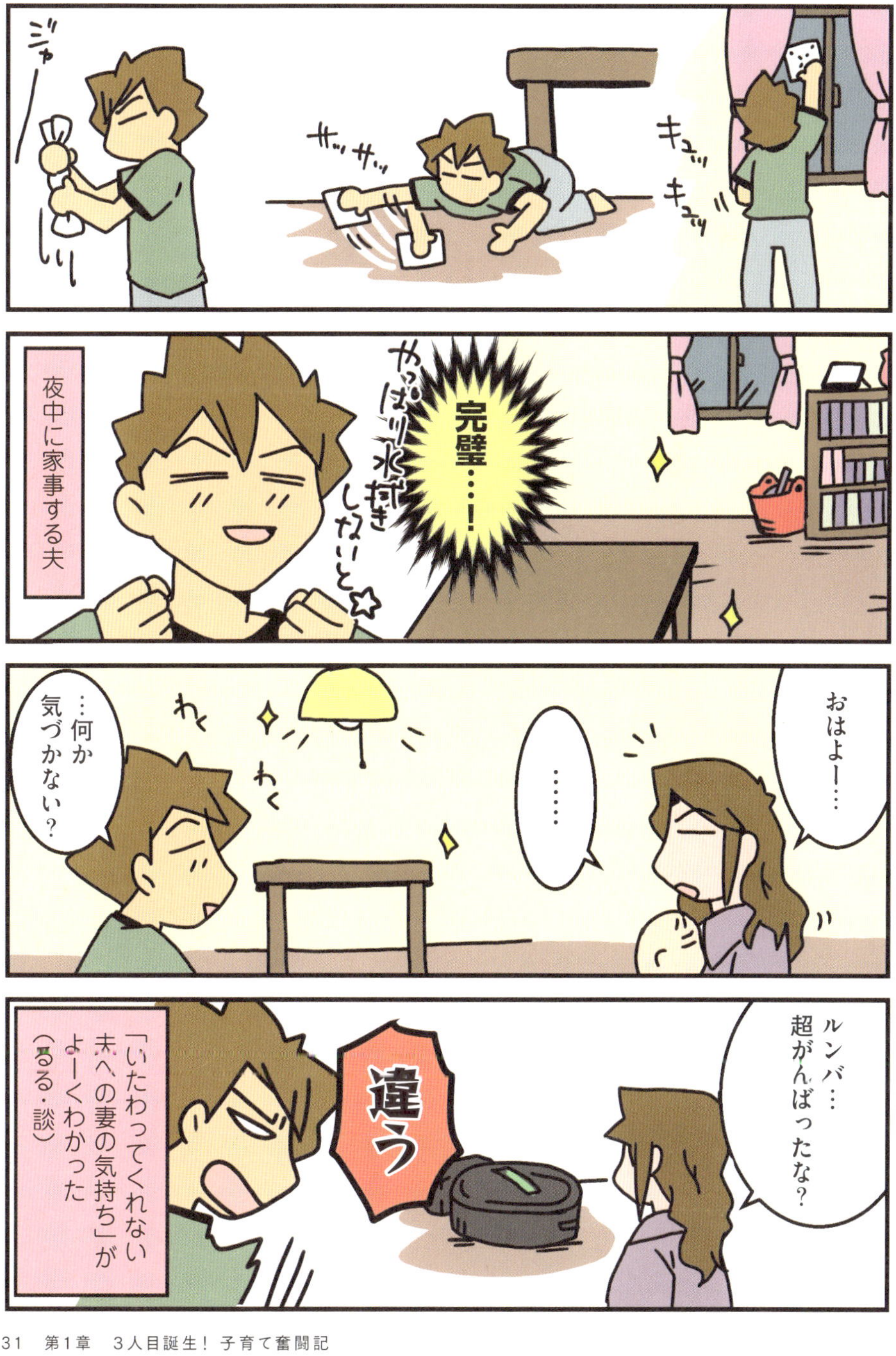

ジャー
サッサッ
キュッ
キュッ
夜中に家事する夫
やっぱり水拭きしないと☆
完璧…!
おはよー…
……
…何か気づかない？
わく
わく
ルンバ…超がんばったな？
違う
「いたわってくれない夫への妻の気持ち」がよーくわかった（てるる・談）

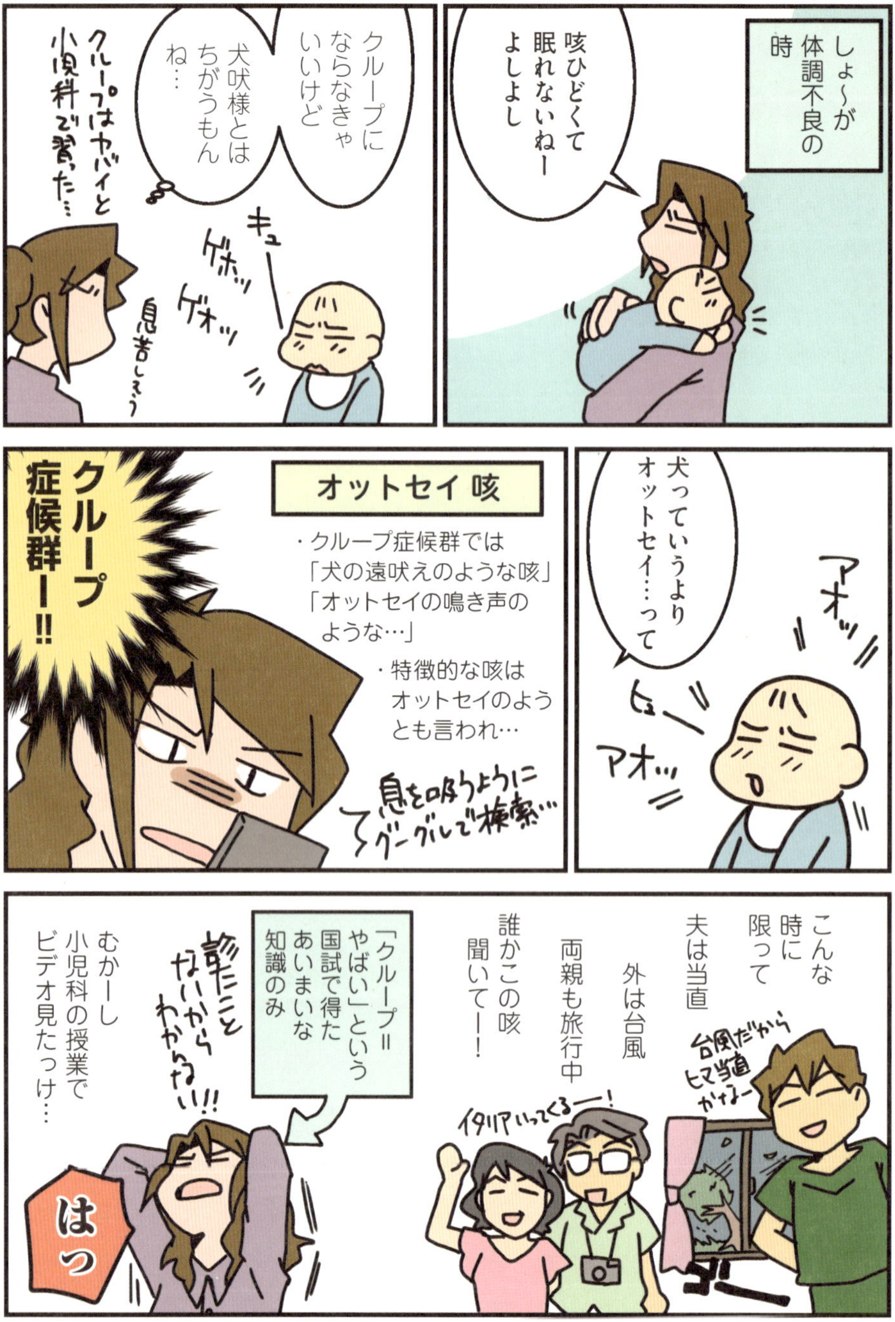
しょ～が体調不良の時
咳ひどくて眠れないねー よしよし
キュー
ゲホッ
ゲオッ
息苦しそう
クループにならなきゃいいけど
犬吠様とはちがうもんね…
クループはヤバイと小児科で習った…
アオッ
ヒュー
アオッ
犬っていうよりオットセイ…って
オットセイ咳
・クループ症候群では「犬の遠吠えのような咳」「オットセイの鳴き声のような…」
・特徴的な咳はオットセイのようとも言われ…
クループ症候群ー!!
息を吸うようにグーグルで検索…
こんな時に限って
夫は当直
外は台風
両親も旅行中
誰かこの咳聞いてーー!
台風だからヒマ当直かなー
イタリアいってくるーー!
ゴー
「クループ＝やばい」という国試で得たあいまいな知識のみ
診たことないからわからない!!
むかーし小児科の授業でビデオ見たっけ…
はっ

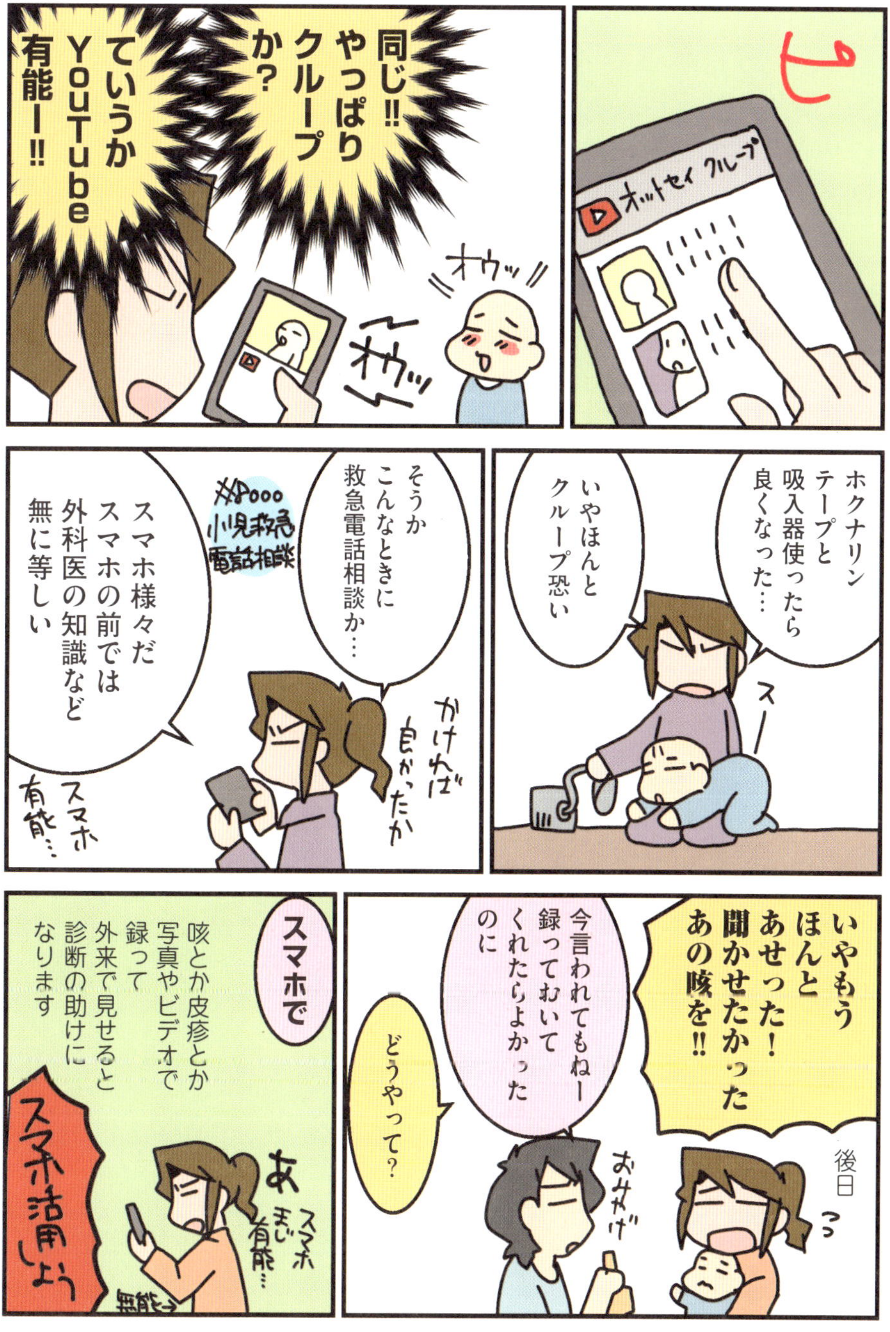
ピ
オットセイ クループ
同じ!! やっぱりクループか?
ていうかYouTube有能ー!!
オウッ
オウッ
ホクナリンテープと吸入器使ったら良くなった…
いやほんとクループ恐い
スー
そうかこんなときに救急電話相談か…
#8000 小児救急電話相談
かければ良かったか
スマホ様々だ スマホの前では外科医の知識など無に等しい
スマホ有能…
後日
いやもうほんとあせった! 聞かせたかったあの咳を!!
今言われてもねー録っておいてくれたらよかったのに
どうやって?
おみやげ
スマホで
咳とか皮疹とか写真やビデオで録って外来で見せると診断の助けになります
あ
スマホまじ有能…
無能→
スマホ活用しよう

✚ 幸せな窒息

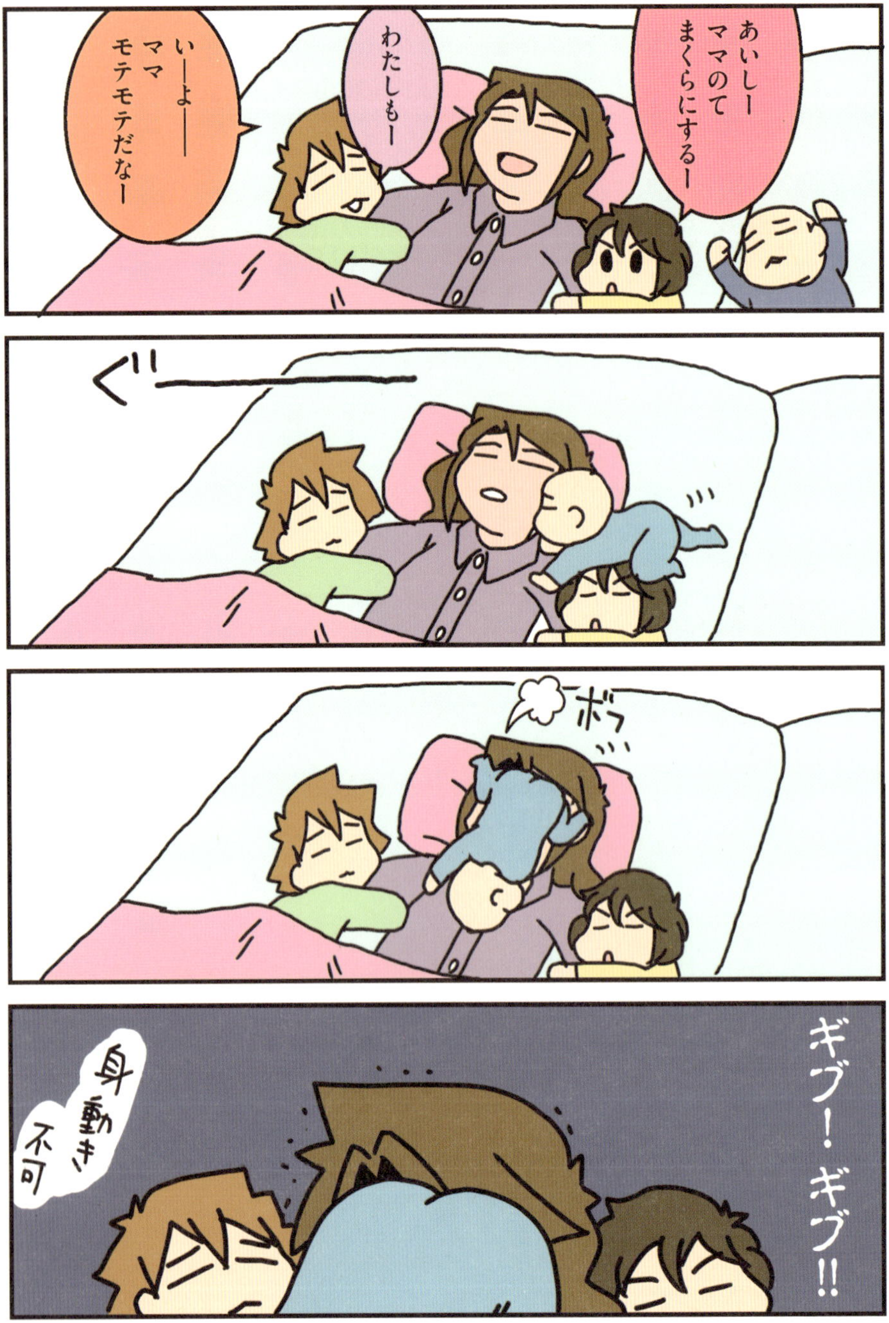
あいしー ママのて まくらにするー
わたしもー
いーよーー ママ モテモテだなー
ぐーーーー
ボフ
ギブ! ギブ!!
身動き不可

Column.2 記憶も記録も

先日、弟夫婦に子供が生まれました。む～たち3人にとっては初めての従弟。こんな小さいんだっけ～とか言いながら私にとっても初めての甥を抱っこさせてもらいました。む～の時は初めての子供ということもあって毎日のように写真を撮りビデオに録り赤ちゃんの頃のこともよく覚えているのですが、やはり2人目3人目の宿命というべきか、な～としょ～の赤ちゃんの時の記憶がないし写真もろくに残ってない。しょ～に至ってはまだ1年前だというのにほんとさっぱり思い出せない。もったいない。3人いるとやっぱりその辺が手薄になるなあと反省しています。せめて今からでも、思いついた時には写真を撮り、ブログやマンガにして残したいと思いました。たぶん何年かあとに、同じように「記憶がない！ もったいない！」と悔やしがるだろうから。家族5人一緒にお風呂に入り、並んで寝て、寝ながらにして3人同時に攻撃されるのもあと数年なんだろうと思うと、人生の中で今が一番大変で一番楽しい数年なんでしょうきっと。そう思う暇もない毎日ですけど。

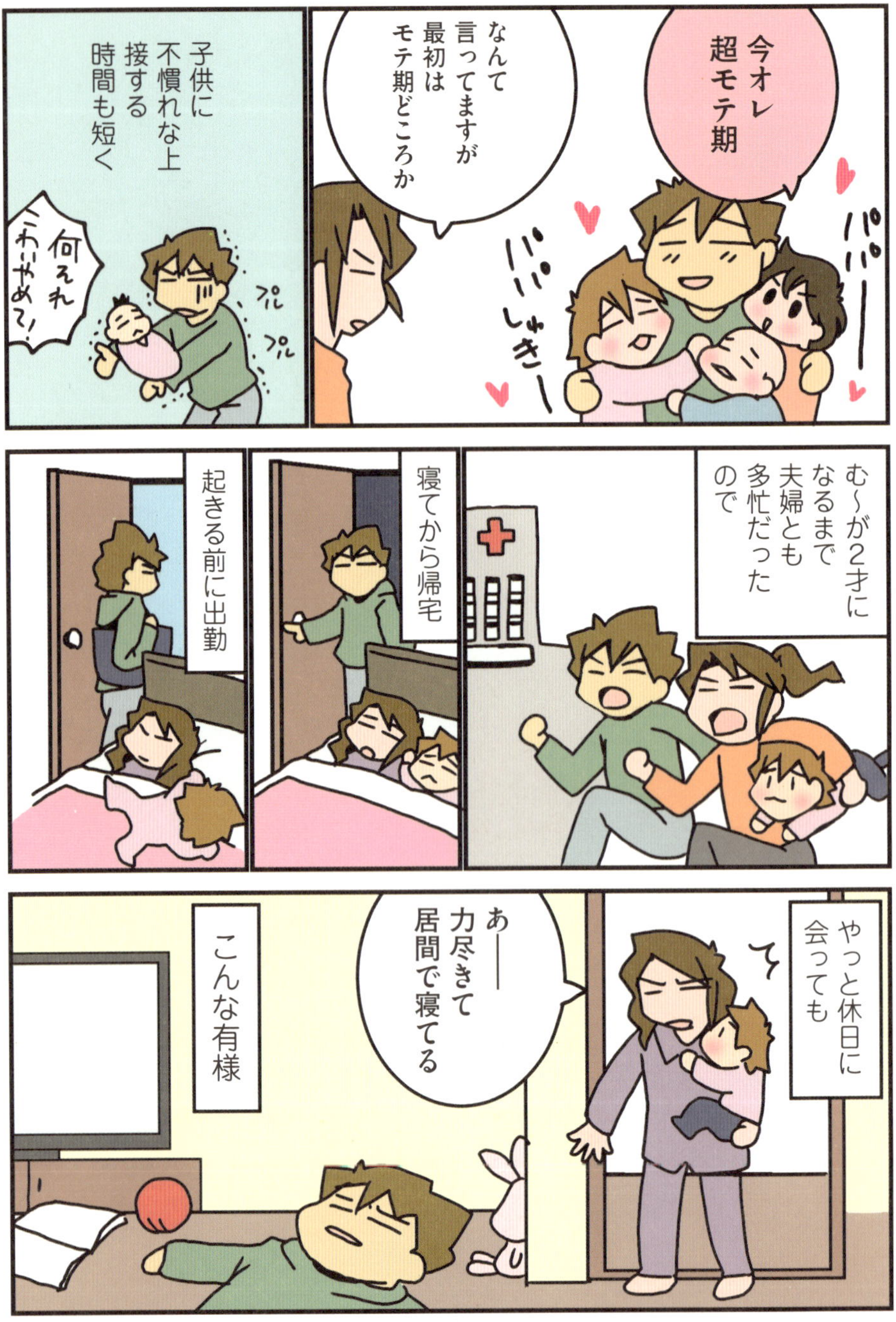
今オレ超モテ期
パパーー
パパしゅきー
なんて言ってますが最初はモテ期どころか
子供に不慣れな上接する時間も短く
プル
プル
何それこわいやめて!
む～が2才になるまで夫婦とも多忙だったので
寝てから帰宅
起きる前に出勤
やっと休日に会っても
て
あ——力尽きて居間で寝てる
こんな有様

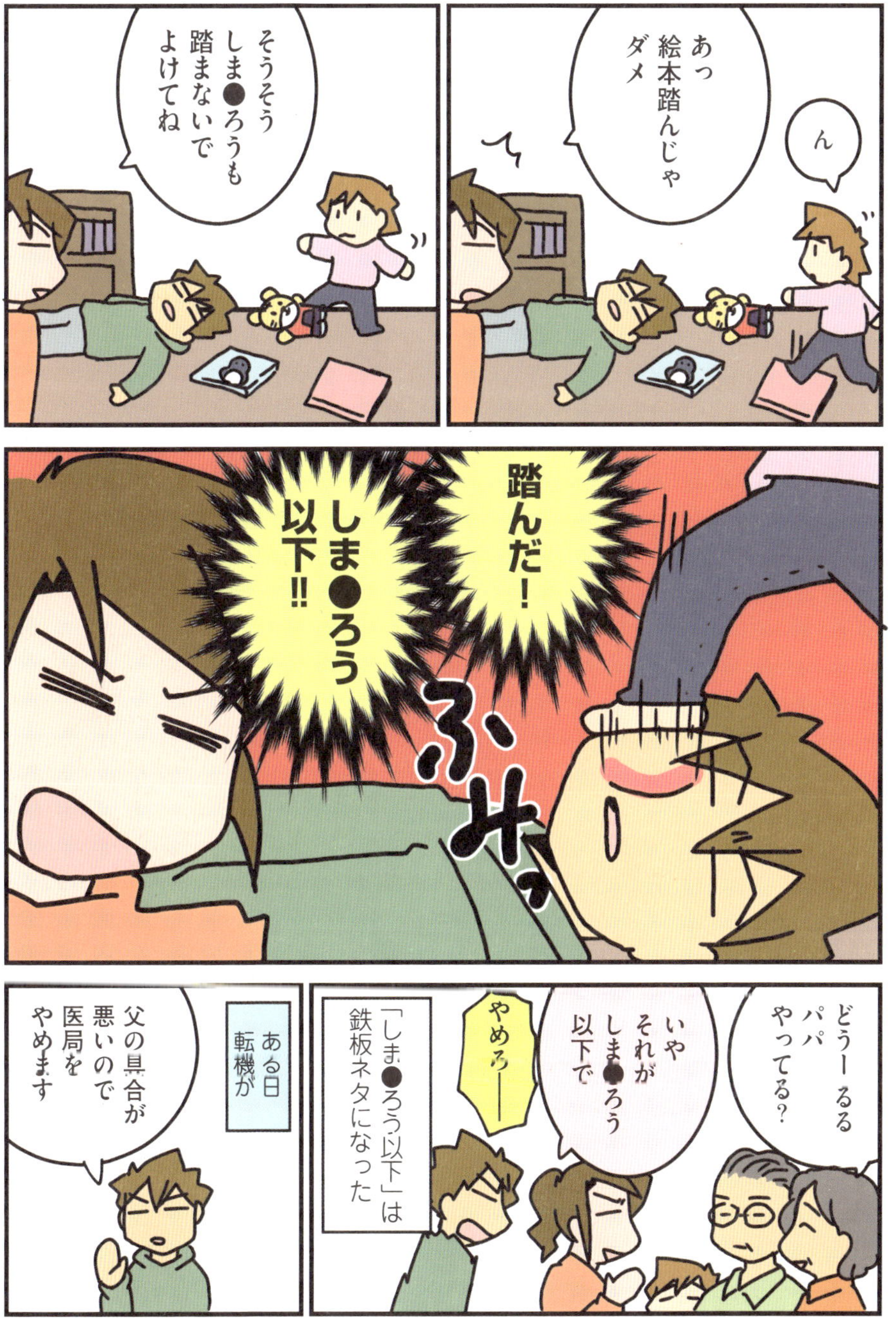
ん
あっ 絵本踏んじゃダメ
そうそう しま●ろうも踏まないでよけてね
踏んだ!
しま●ろう以下!!
ふみっ
どうー るる パパやってる?
いや それがしま●ろう以下で
やめろ――
「しま●ろう以下」は鉄板ネタになった
ある日転機が
父の具合が悪いので医局をやめます

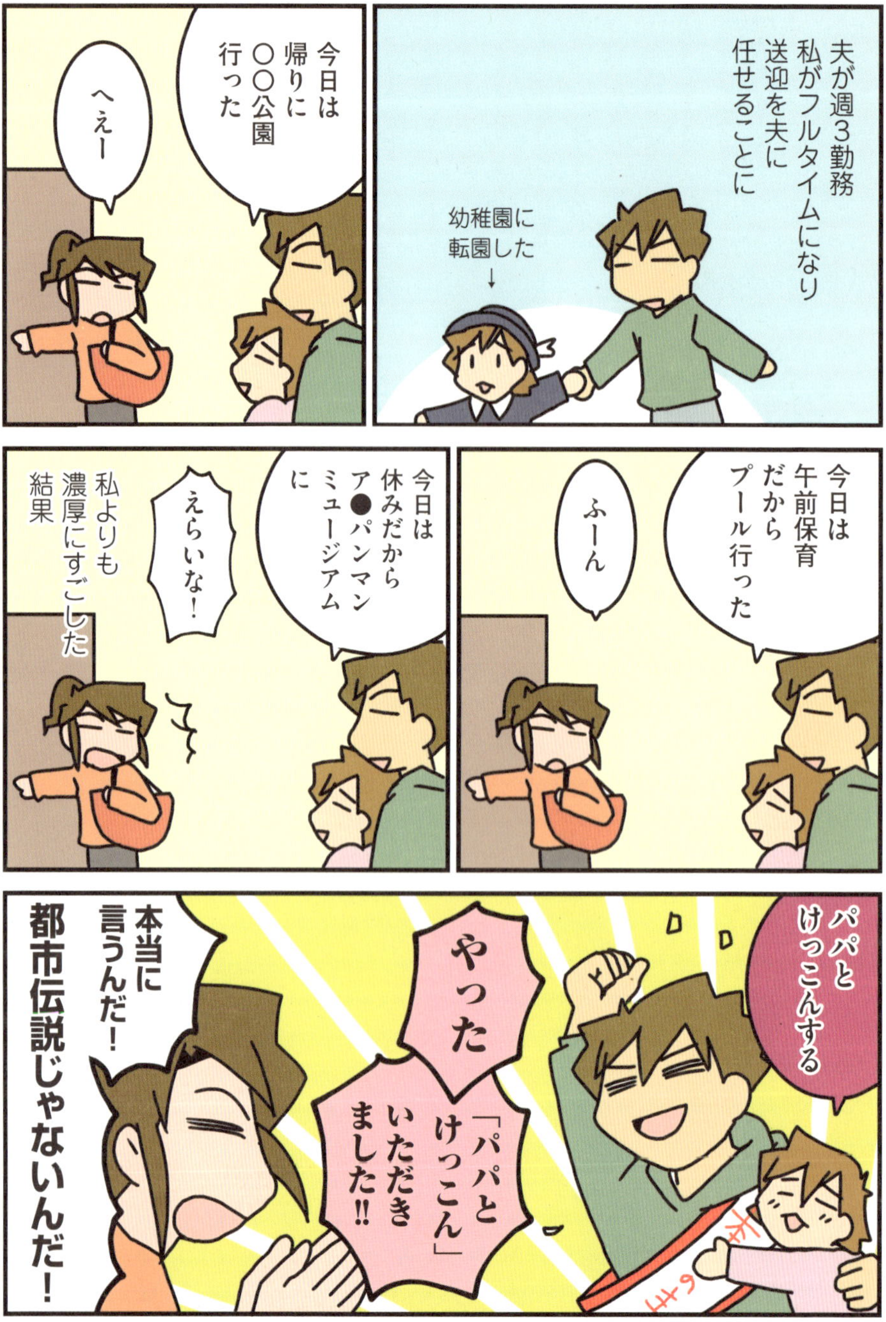
夫が週3勤務私がフルタイムになり送迎を夫に任せることに
幼稚園に転園した↓
今日は帰りに○○公園行った
へぇー
今日は午前保育だからプール行った
ふーん
今日は休みだからア●パンマンミュージアムに
えらいな!
私よりも濃厚にすごした結果
パパとけっこんする
やった
「パパとけっこん」いただきました!!
本当に言うんだ!
都市伝説じゃないんだ!

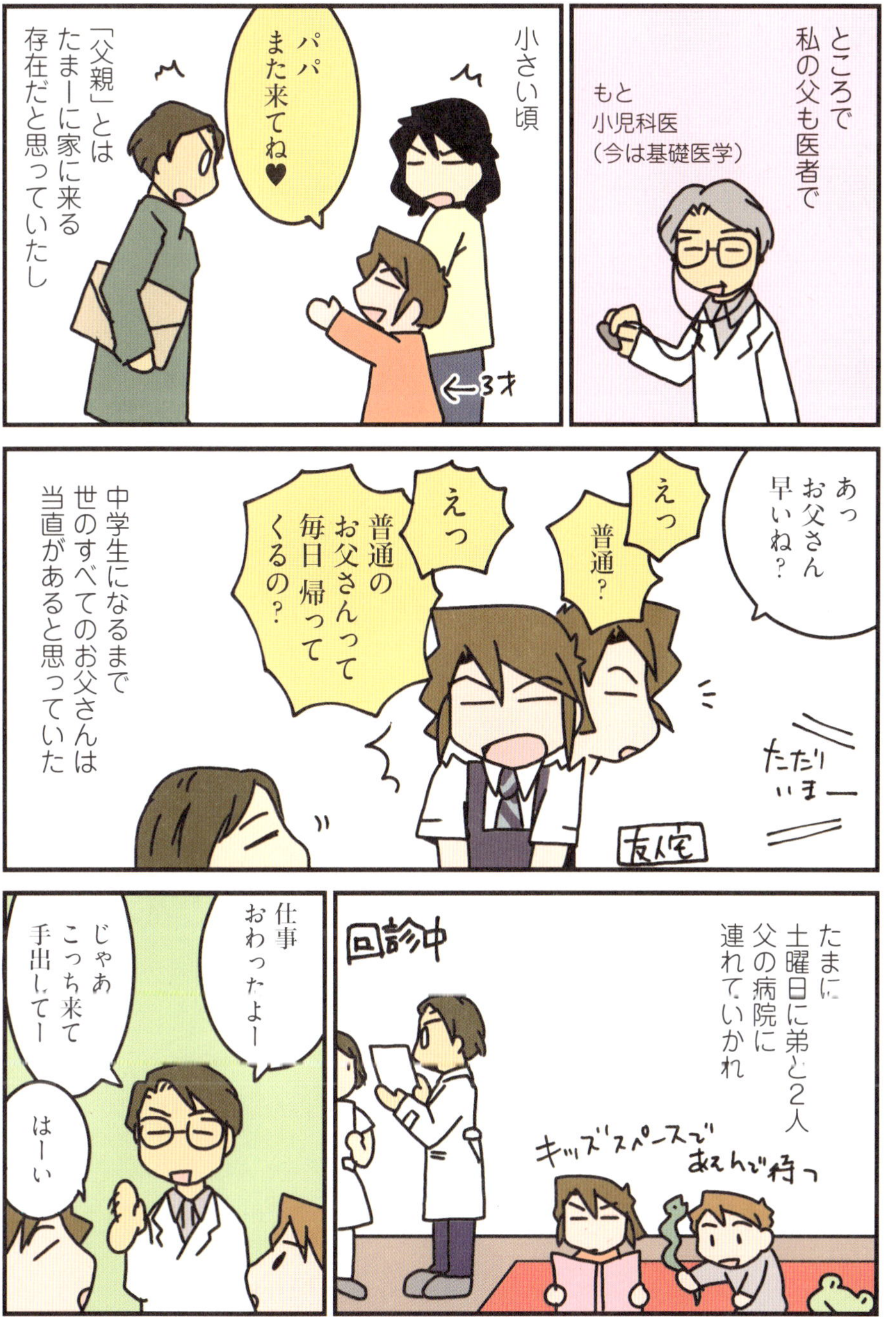
ところで
私の父も医者で
もと
小児科医
（今は基礎医学）
小さい頃
パパ
また来てね♥
←3才
「父親」とは
たまーに家に来る
存在だと思っていたし
あっ
お父さん
早いね？
えっ
普通？
えっ
普通の
お父さんって
毎日帰って
くるの？
ただいまー
友人宅
中学生になるまで
世のすべてのお父さんは
当直があると思っていた
たまに
土曜日に弟と2人
父の病院に
連れていかれ
回診中
キッズスペースで
あそんで待つ
仕事
おわったよー
じゃあ
こっち来て
手出してー
はーい

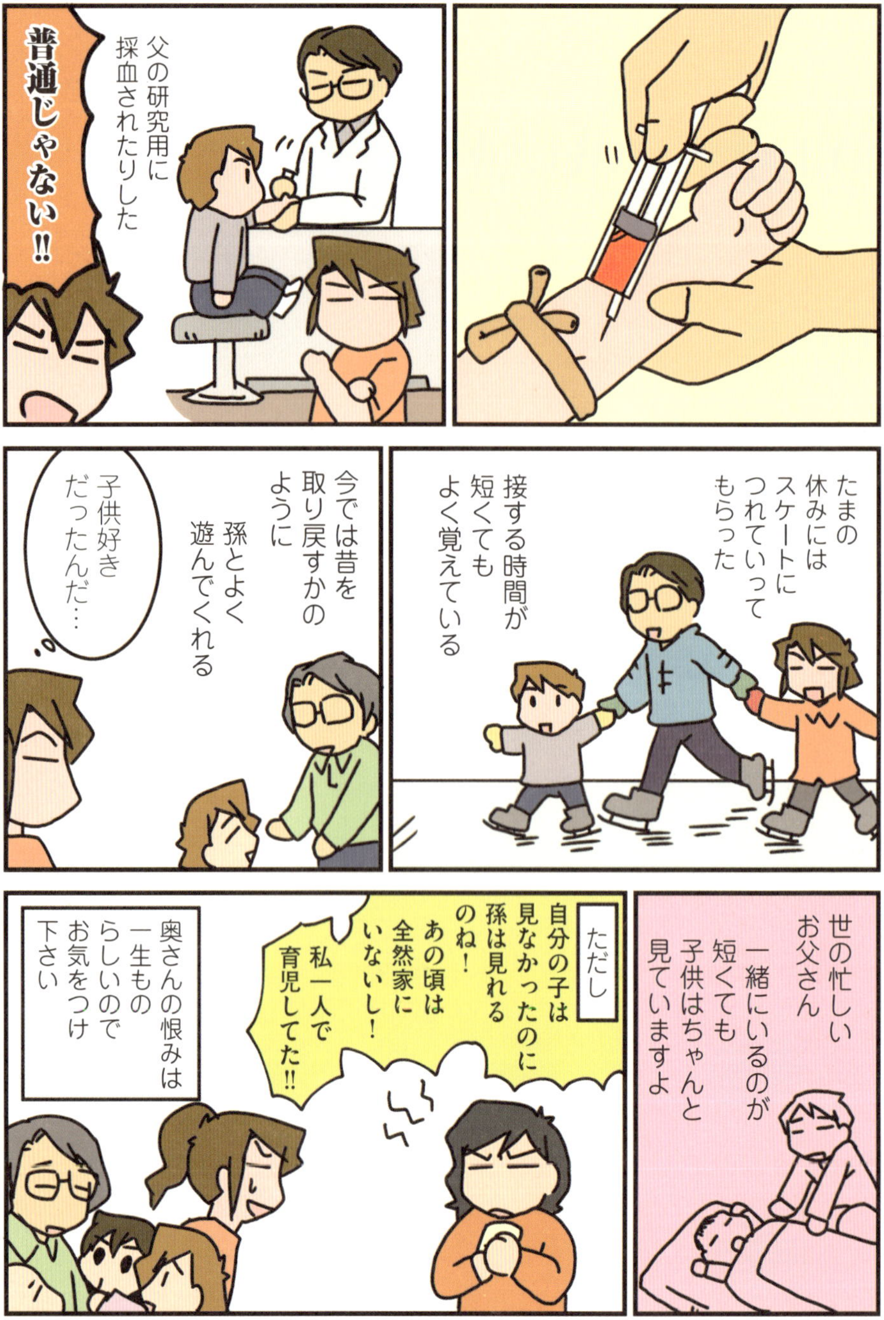

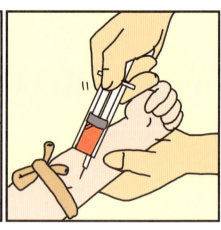

父の研究用に採血されたりした
普通じゃない!!
たまの休みにはスケートにつれていってもらった
接する時間が短くてもよく覚えている
今では昔を取り戻すかのように
孫とよく遊んでくれる
子供好きだったんだ…
世の忙しいお父さん
一緒にいるのが短くても子供はちゃんと見ていますよ
ただし
自分の子は見なかったのに孫は見れるのね! あの頃は全然家にいないし! 私一人で育児してた!!
奥さんの恨みは一生ものらしいのでお気をつけ下さい

赤ちゃん卒業

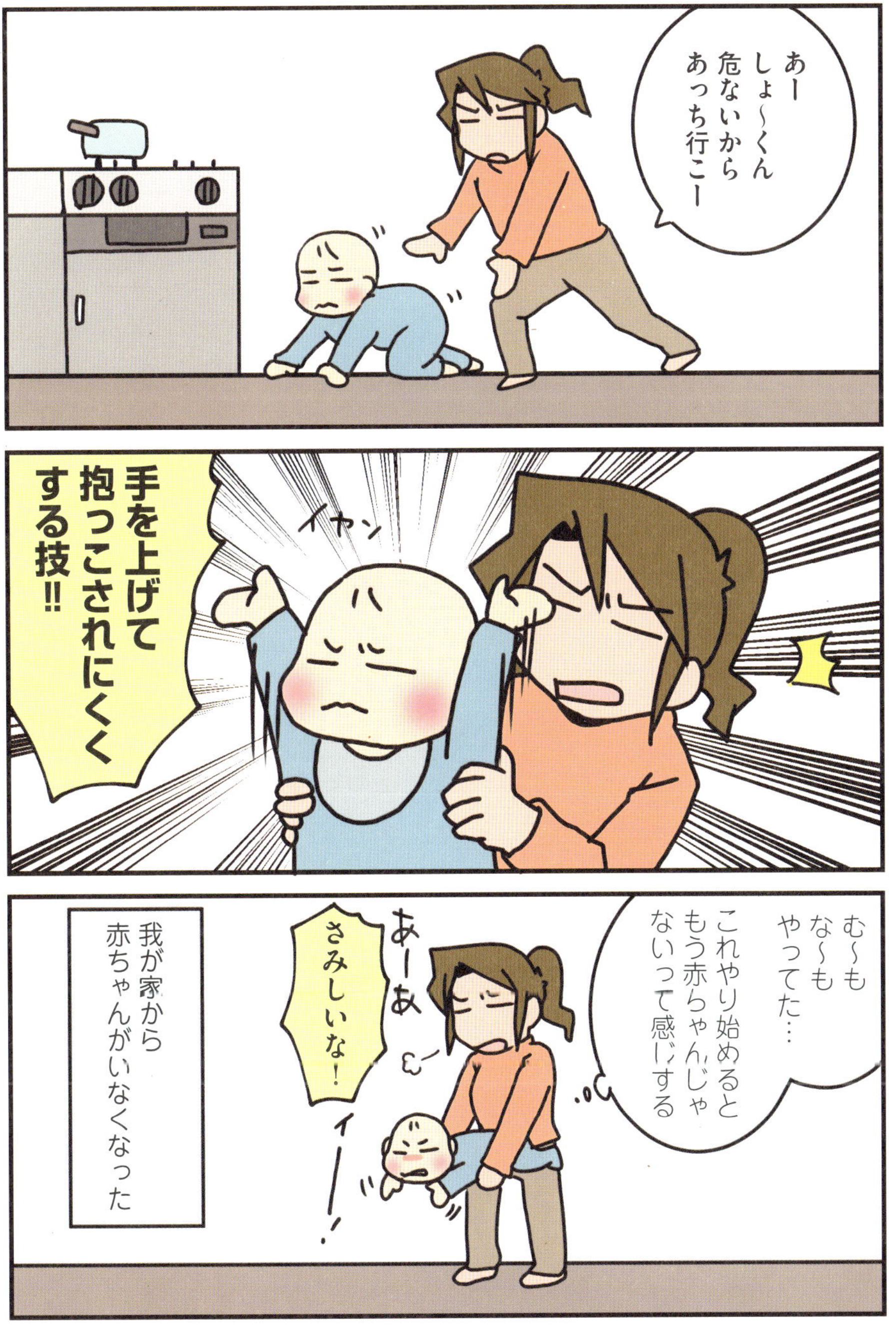

あー
しょ～くん
危ないから
あっち行こー
手を上げて
抱っこされにくく
する技!!
イヤン
む～も
な～も
やってた…
これやり始めると
もう赤ちゃんじゃ
ないって感じする
あーあ
さみしいな!
イーー!!
我が家から
赤ちゃんがいなくなった

腐女医の医者道！

FUJOY'S DOCTOR ROAD!

Episode.2

外科医のシレツな日常は続く！

FUJOY'S DOCTOR ROAD!

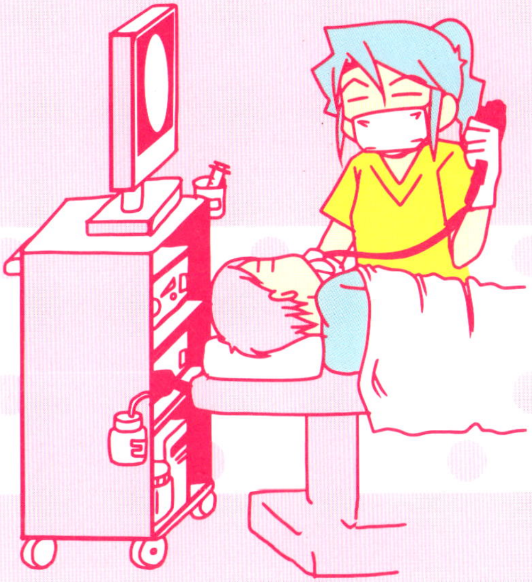

✚ 噂のドクターコール

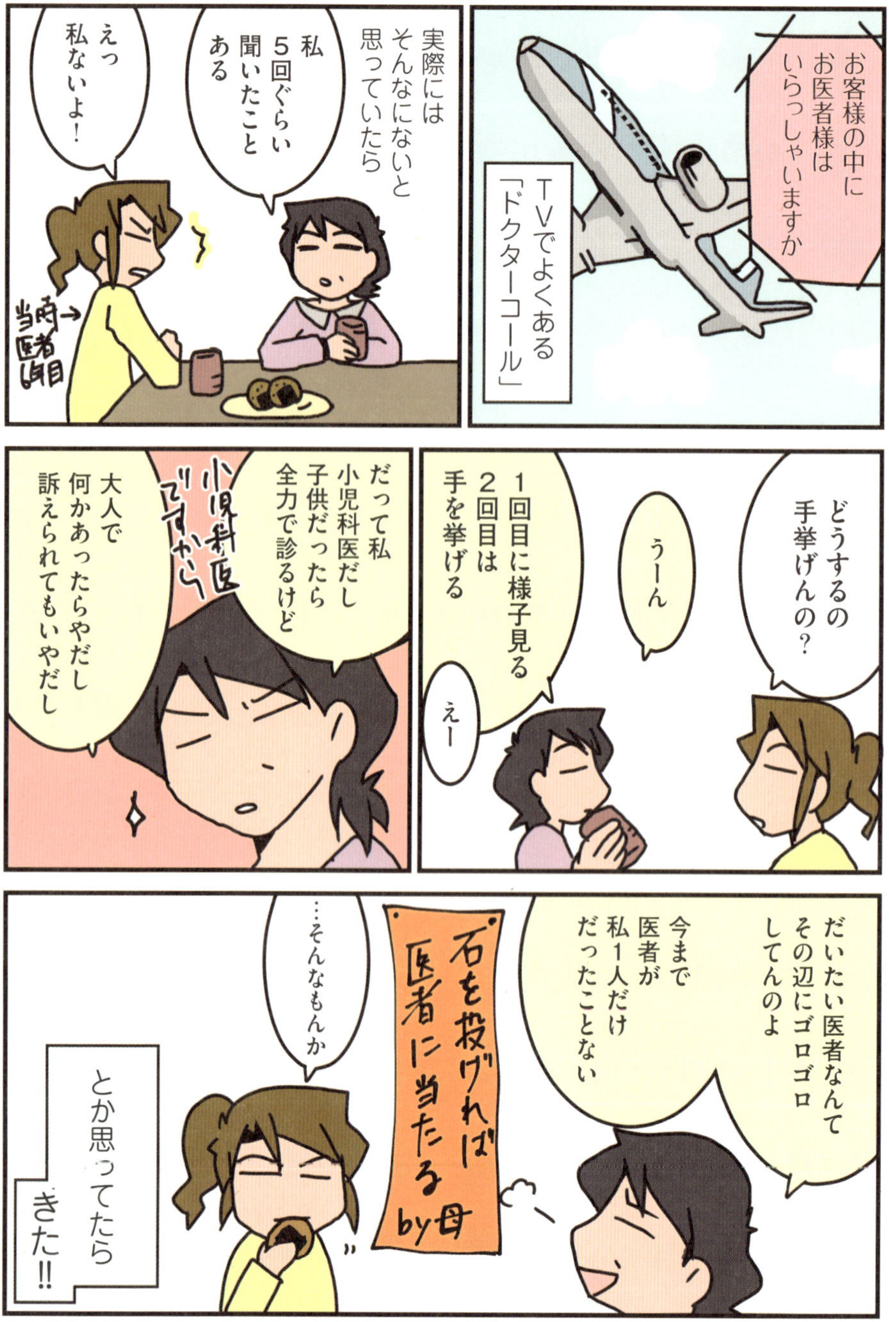
お客様の中にお医者様はいらっしゃいますか
TVでよくある「ドクターコール」
実際にはそんなにないと思っていたら
私5回ぐらい聞いたことある
えっ私ないよ！
当時→医者6年目
どうするの手挙げんの？
うーん
1回目に様子見る2回目は手を挙げる
えー
だって私小児科医だし子供だったら全力で診るけど
小児科医ですから
大人で何かあったらやだし訴えられてもいやだし
だいたい医者なんてその辺にゴロゴロしてんのよ
今まで医者が私1人だけだったことない
石を投げれば医者に当たる by母
…そんなもんか
とか思ってたらきた!!

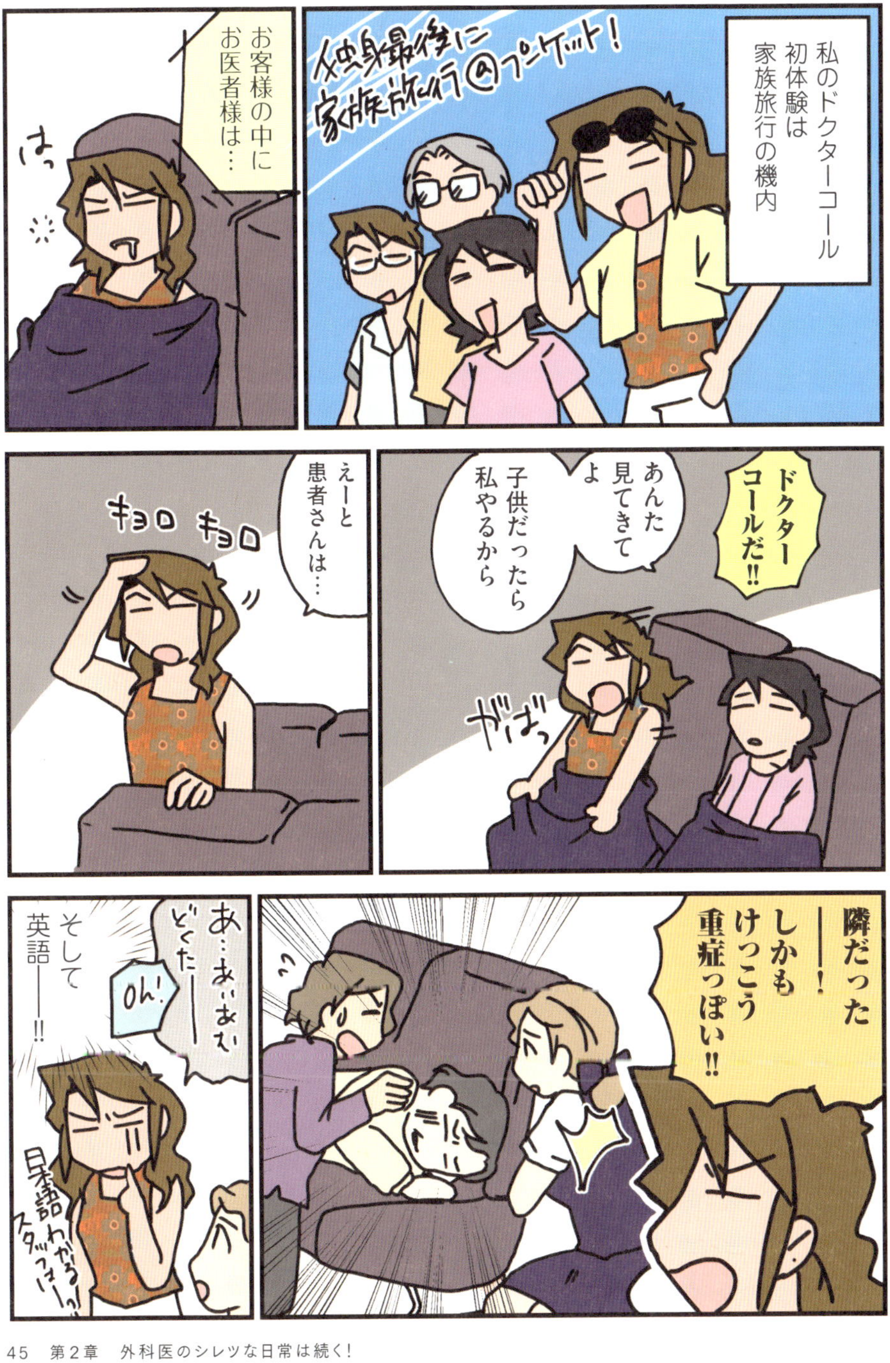
私のドクターコール初体験は家族旅行の機内
独身最後に家族旅行＠プーケット!
はっ
お客様の中にお医者様は…
ドクターコールだ!!
あんた見てきてよ
子供だったら私やるから
がばっ
キョロ キョロ
えーと患者さんは…
隣だった――!
しかもけっこう重症っぽい!!
あ…あいあむどくたーー
Oh!
そして英語――!!
日本語わかるスタッフはーーっ!?

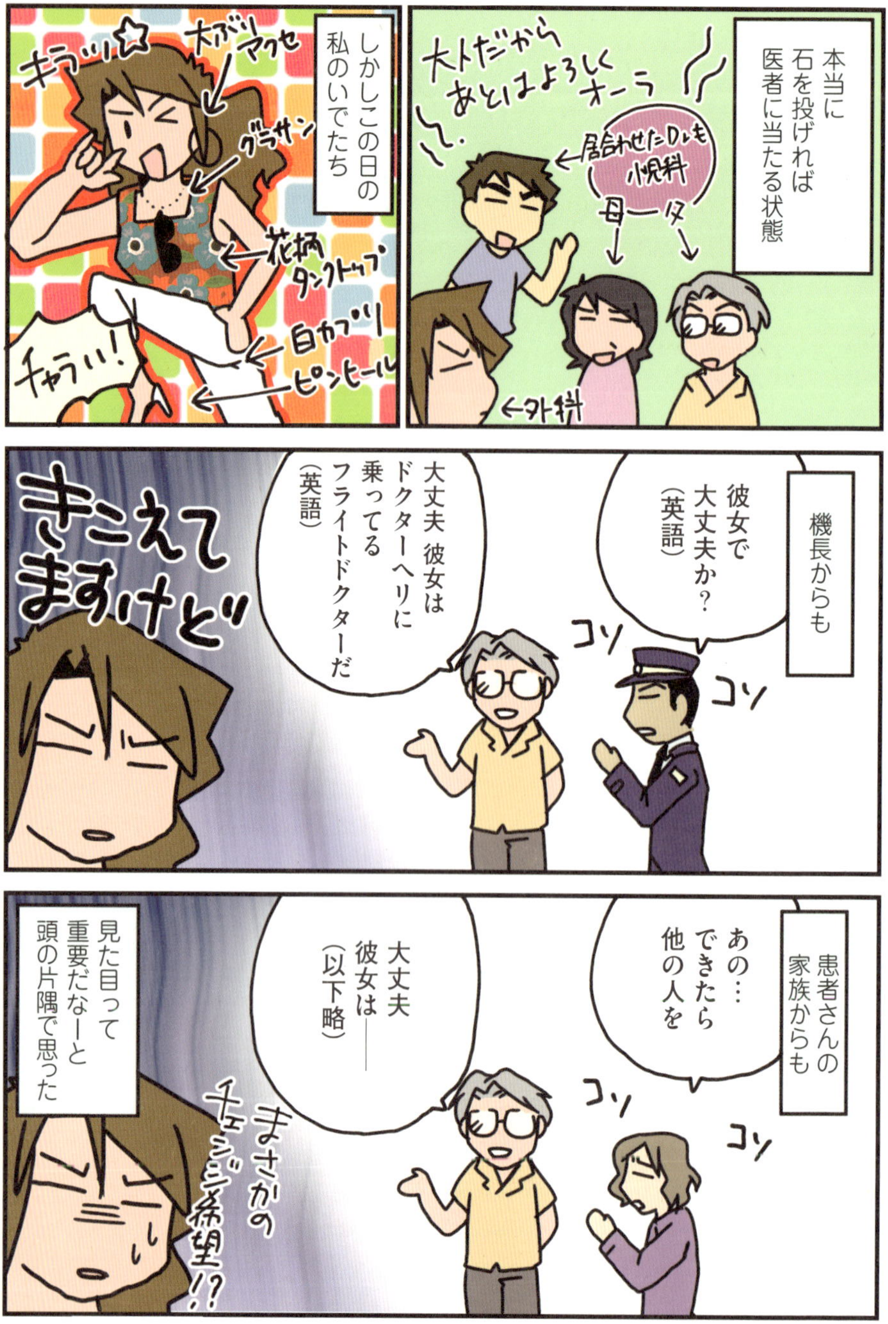
本当に
石を投げれば
医者に当たる状態
大トだから
あとはよろしく
オーラ
←居合わせたDr.も
小児科
母
父
←外科
しかしこの日の
私のいでたち
キラッ!☆
大ぶりアクセ
グラサン
花柄タンクトップ
白カプリ
ピンヒール
チャラい!
機長からも
彼女で
大丈夫か?
(英語)
コソ
コソ
大丈夫 彼女は
ドクターヘリに
乗ってる
フライトドクターだ
(英語)
きこえてますけど
患者さんの
家族からも
あの…
できたら
他の人を
コソ
コソ
大丈夫
彼女は——
(以下略)
見た目って
重要だなーと
頭の片隅で思った
まさかのチェンジ希望!?

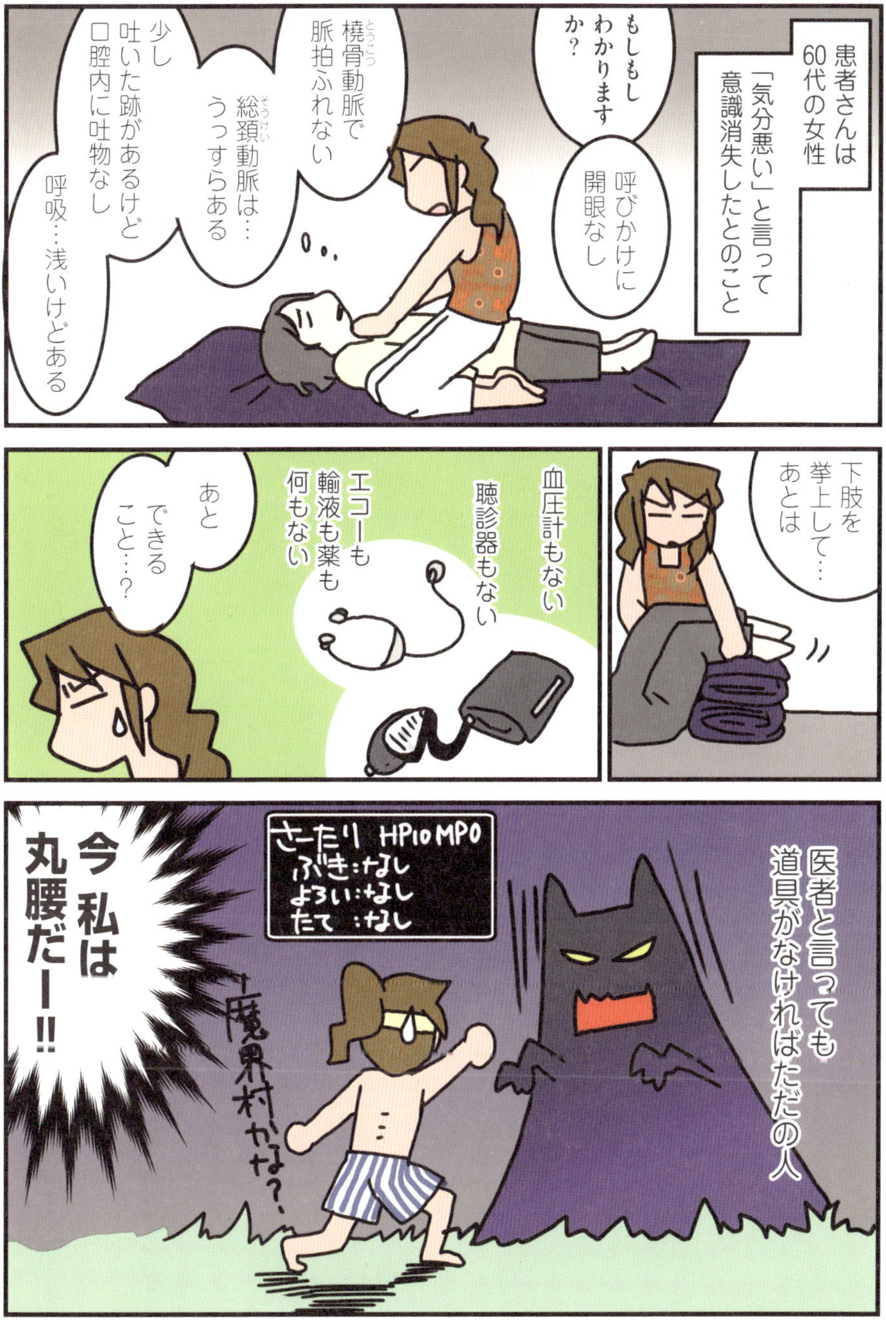
患者さんは
60代の女性
「気分悪い」と言って
意識消失したとのこと
もしもし
わかりますか?
呼びかけに
開眼なし
橈骨《とうこつ》動脈で
脈拍ふれない
総頚《そうけい》動脈は…
うっすらある
少し
吐いた跡があるけど
口腔内に吐物なし
呼吸…浅いけどある
下肢を挙上して…
あとは
血圧計もない
聴診器もない
エコーも輸液も薬も
何もない
あと
できること…?
医者と言っても
道具がなければただの人
さーたり HP10 MP0
ぶき:なし
よろい:なし
たて :なし
今私は
丸腰だー!!
魔界村かな?..

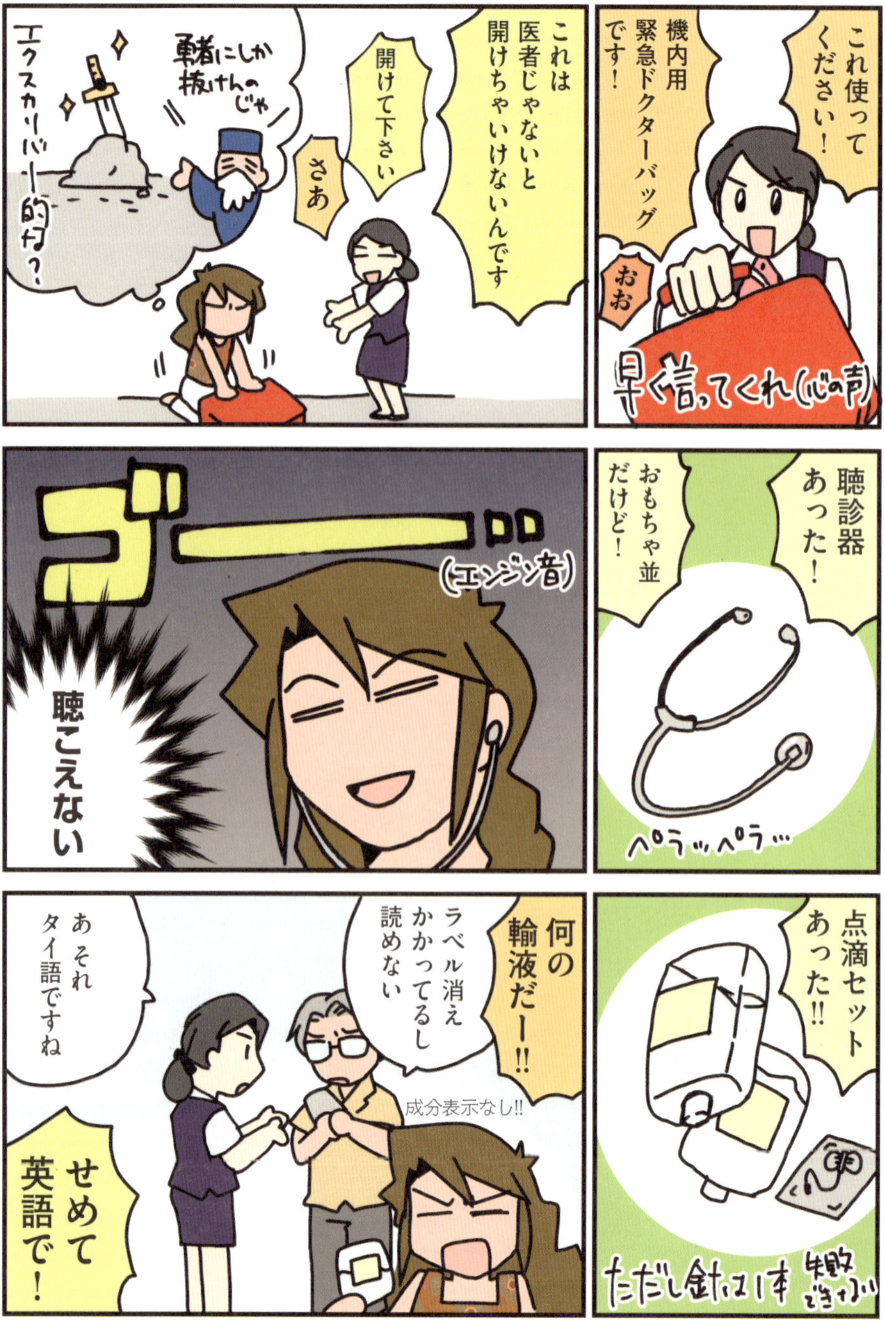
これ使ってください!
機内用緊急ドクターバッグです!
おお
早く言ってくれ(心の声)
これは医者じゃないと開けちゃいけないんです
開けて下さい
さあ
勇者にしか抜けんのじゃ
エクスカリバー的な?
聴診器あった!
おもちゃ並だけど!
ペラッペラ…
ゴーーーーーーーー
(エンジン音)
聴こえない
点滴セットあった!!
ただし針は1本 失敗できない
何の輸液だー!!
ラベル消えかかってるし読めない
成分表示なし!!
あそれタイ語ですね
せめて英語で!

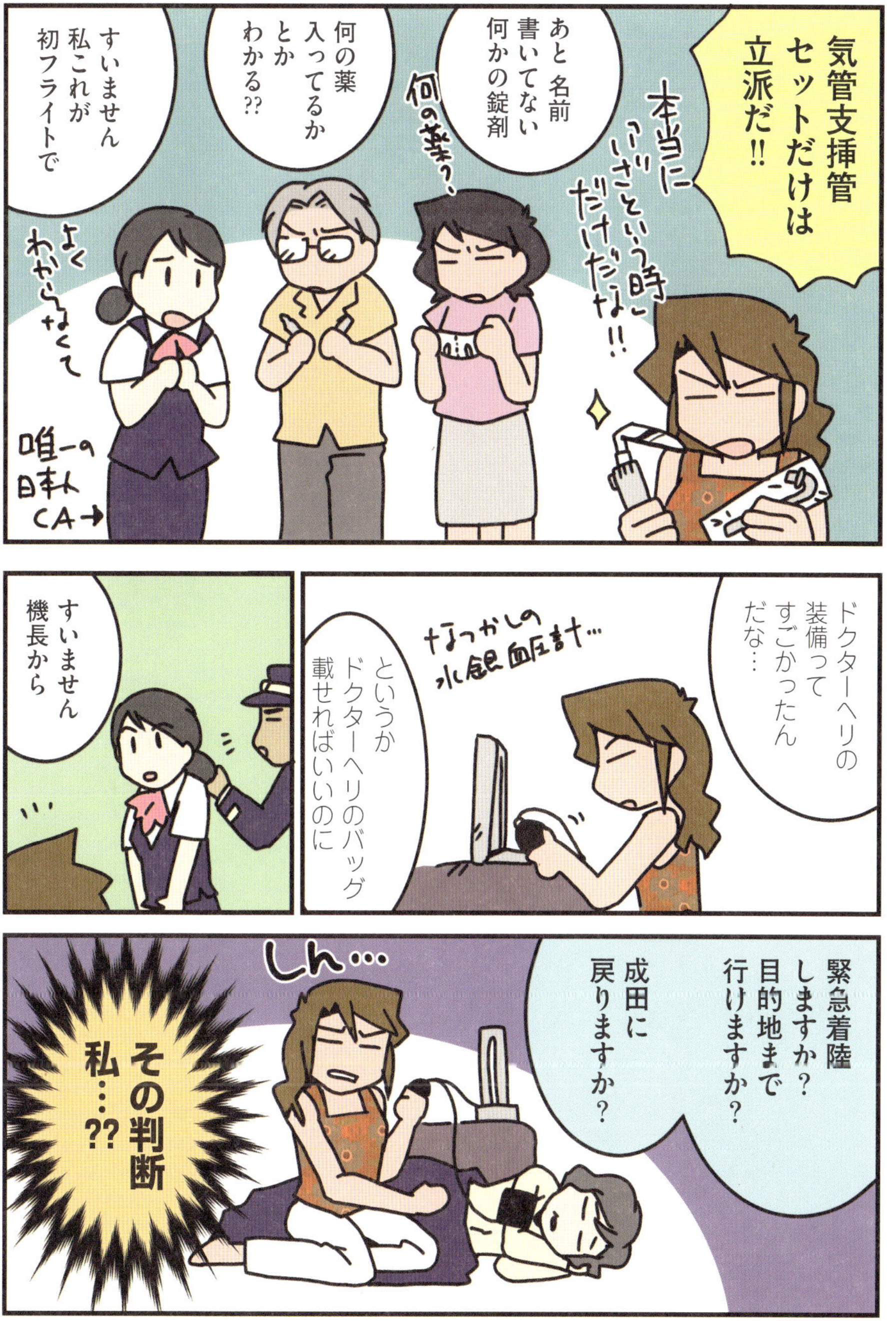

気管支挿管セットだけは立派だ!!
本当に「いざという時」だけだな!!
あと名前書いてない何かの錠剤
何の薬?
何の薬入ってるかとかわかる??
すいません私これが初フライトで
よくわからなくて
唯一の日本人CA→
ドクターヘリの装備ってすごかったんだな…
なつかしの水銀血圧計…
というかドクターヘリのバッグ載せればいいのに
すいません機長から
緊急着陸しますか?目的地まで行けますか?成田に戻りますか?
しん…
その判断私…??

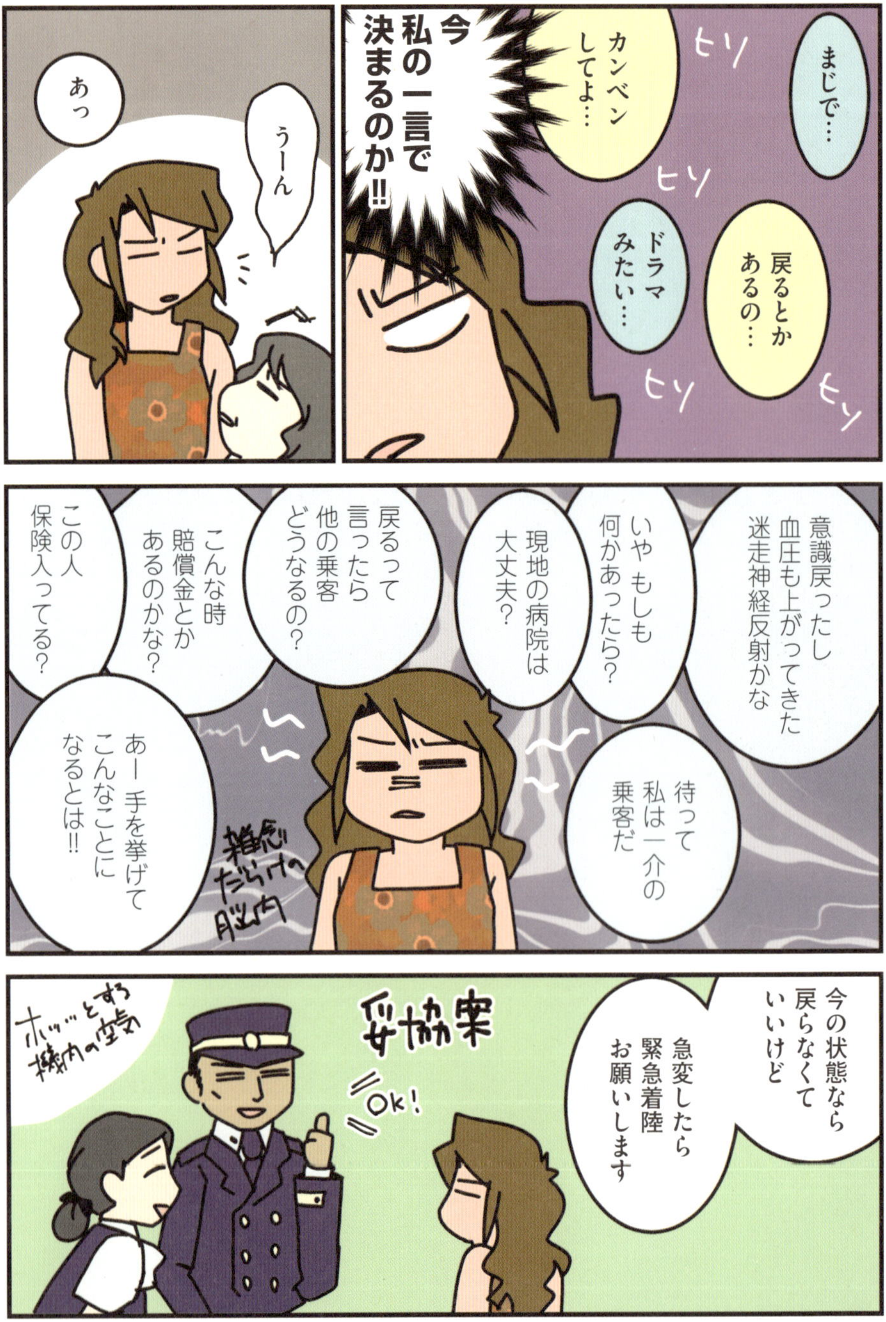
まじで…
ヒソ
カンベンしてよ…
ヒソ
戻るとかあるの…
ドラマみたい…
ヒソ
ヒソ
今 私の一言で決まるのか!!
うーん
あっ
意識戻ったし 血圧も上がってきた 迷走神経反射かな
いやもしも 何かあったら?
現地の病院は 大丈夫?
戻るって 言ったら 他の乗客 どうなるの?
こんな時 賠償金とか あるのかな?
この人 保険入ってる?
待って 私は一介の 乗客だ
あー 手を挙げて こんなことに なるとは!!
雑念だらけの脳内
今の状態なら 戻らなくて いいけど
急変したら 緊急着陸 お願いします
妥協案
OK!
ホッ…とする機内の空気

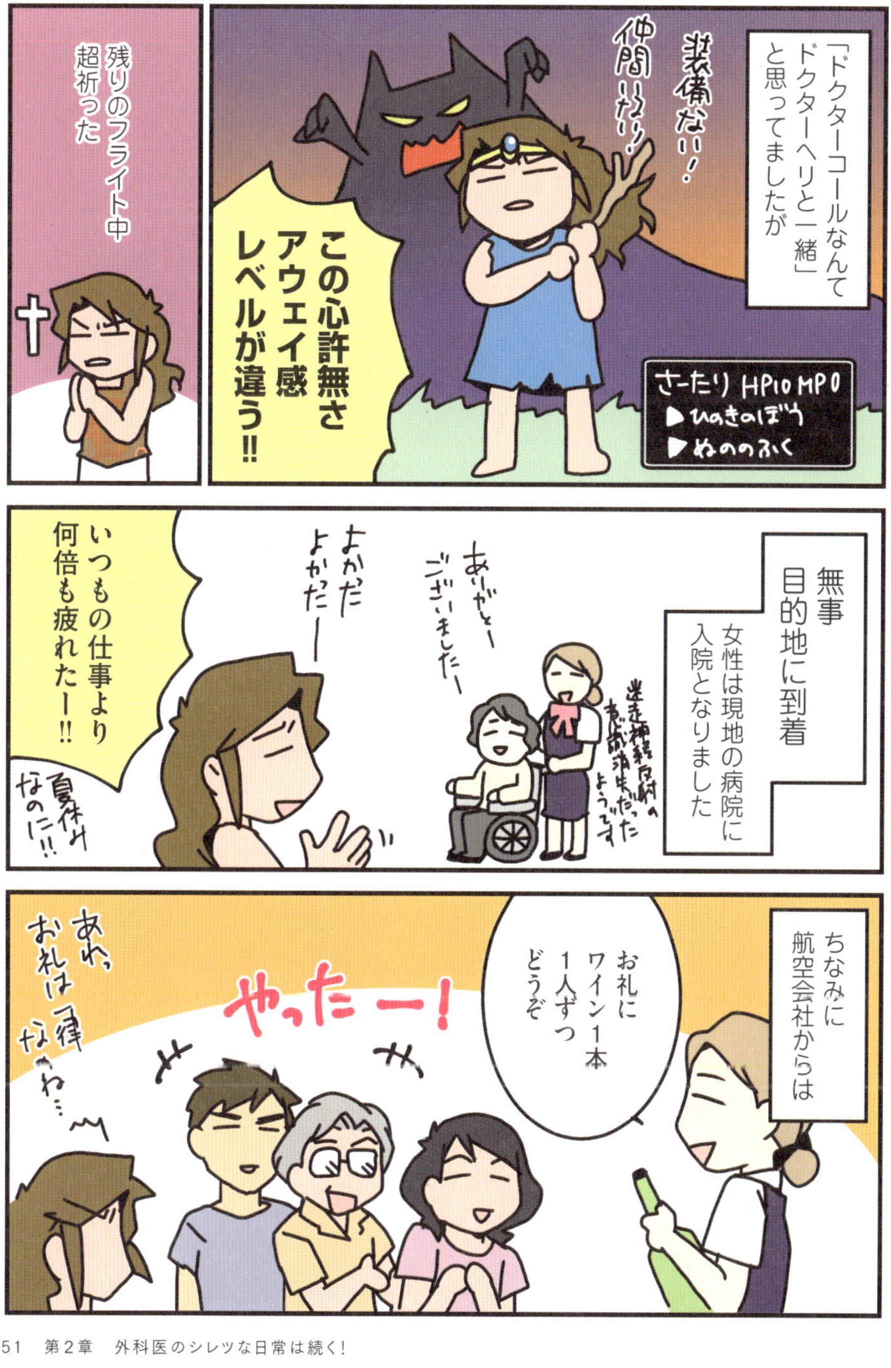
「ドクターコールなんてドクターヘリと一緒」と思ってましたが
装備ない!
仲間いない!
この心許無さアウェイ感レベルが違う!!
さーたり HP10 MP0
▶ひのきのぼう
▶ぬののふく
残りのフライト中超祈った
無事目的地に到着
女性は現地の病院に入院となりました
迷走神経反射の意識消失だったようです
ありがとーございましたー
よかだよかだー
いつもの仕事より何倍も疲れたー!!
夏休みなのに!!
ちなみに航空会社からは
お礼にワイン1本1人ずつどうぞ
やったー!
あれ、お礼は一律なのね…

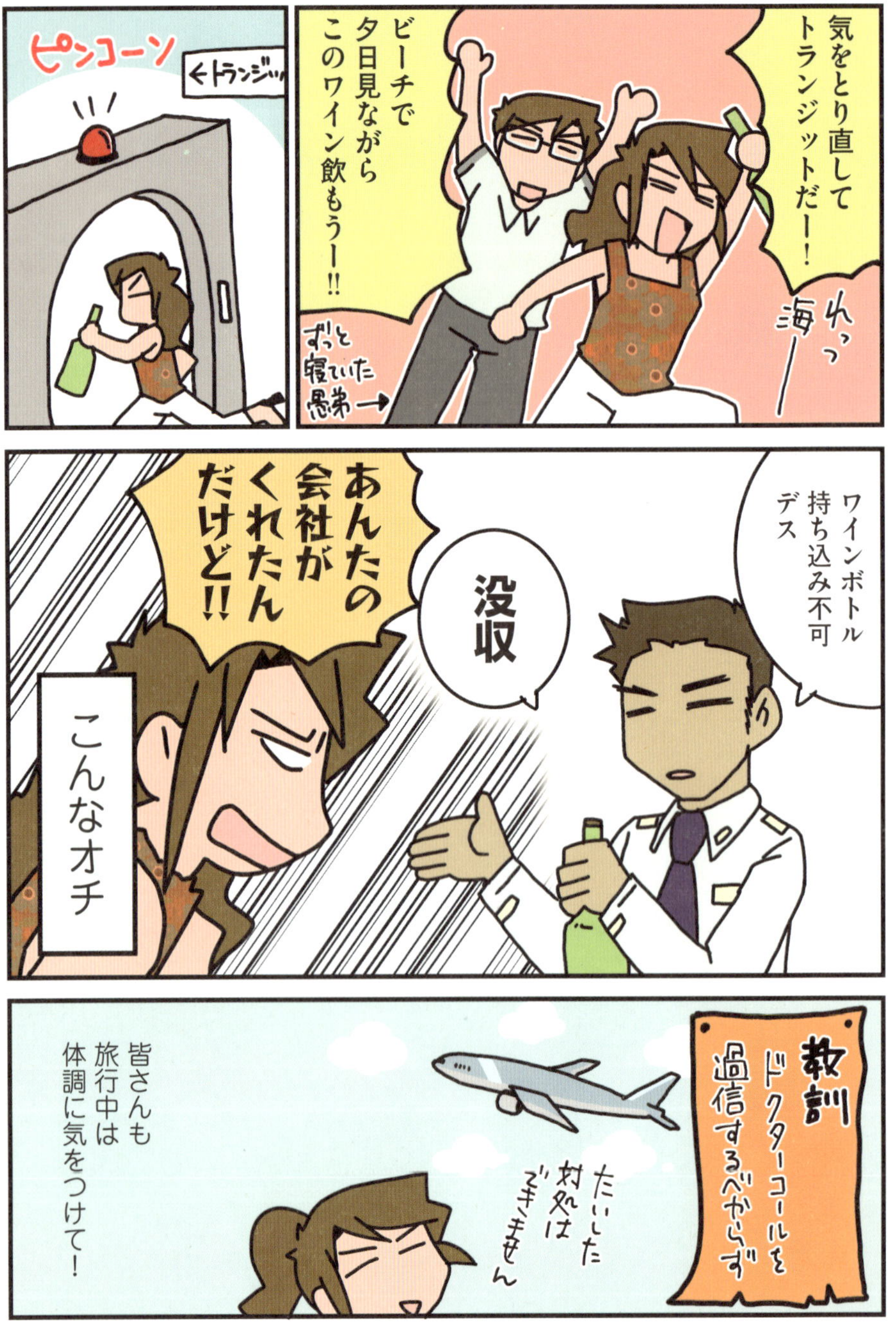

気をとり直してトランジットだー!
んっ海ー
ビーチで夕日見ながらこのワイン飲もうー!!
ずっと寝ていた愚弟→
ピンコーン
←トランジッ
ワインボトル持ち込み不可デス
没収
あんたの会社がくれたんだけど!!
こんなオチ
教訓
ドクターコールを過信するべからず
たいした対処はできません
皆さんも旅行中は体調に気をつけて!

Column.3 ドクターコールがなくなる!?

10年近く前の話ですが、これが私の唯一のドクターコール体験です。国際線の出来事だったので国内線ではまた少し違うかもしれません…ドクターバッグ、改善されているといいなあ。日本の航空会社では2016年からJAL、ANAともに事前医師登録制度が始まっています。前もって誰が医者かわかるため、急病人が出た場合、その搭乗客に直接依頼できるので「どなたかこの中に～」と医者を募らなくてもよくなる…はず。ただマイレージ会員からの登録だったり、JALだと日本医師会の資格証が必要だったりと手続きはちょっと面倒だからか、登録した医師は1年間で約1600人(2社合わせてなので実際はもっと少ない)。私の周囲では登録者ゼロ…! 浸透するにはまだ時間がかかりそうです。でも、ドクターコールかかったあとだと周囲から注目されて嫌だったので、やっぱり登録しておいて声かけてもらってこっそり対応するほうがまだいいのかなあ…と思いつつ、まず私はマイレージ会員登録から始めなくてはならないんですけどね。

医者の奥さん

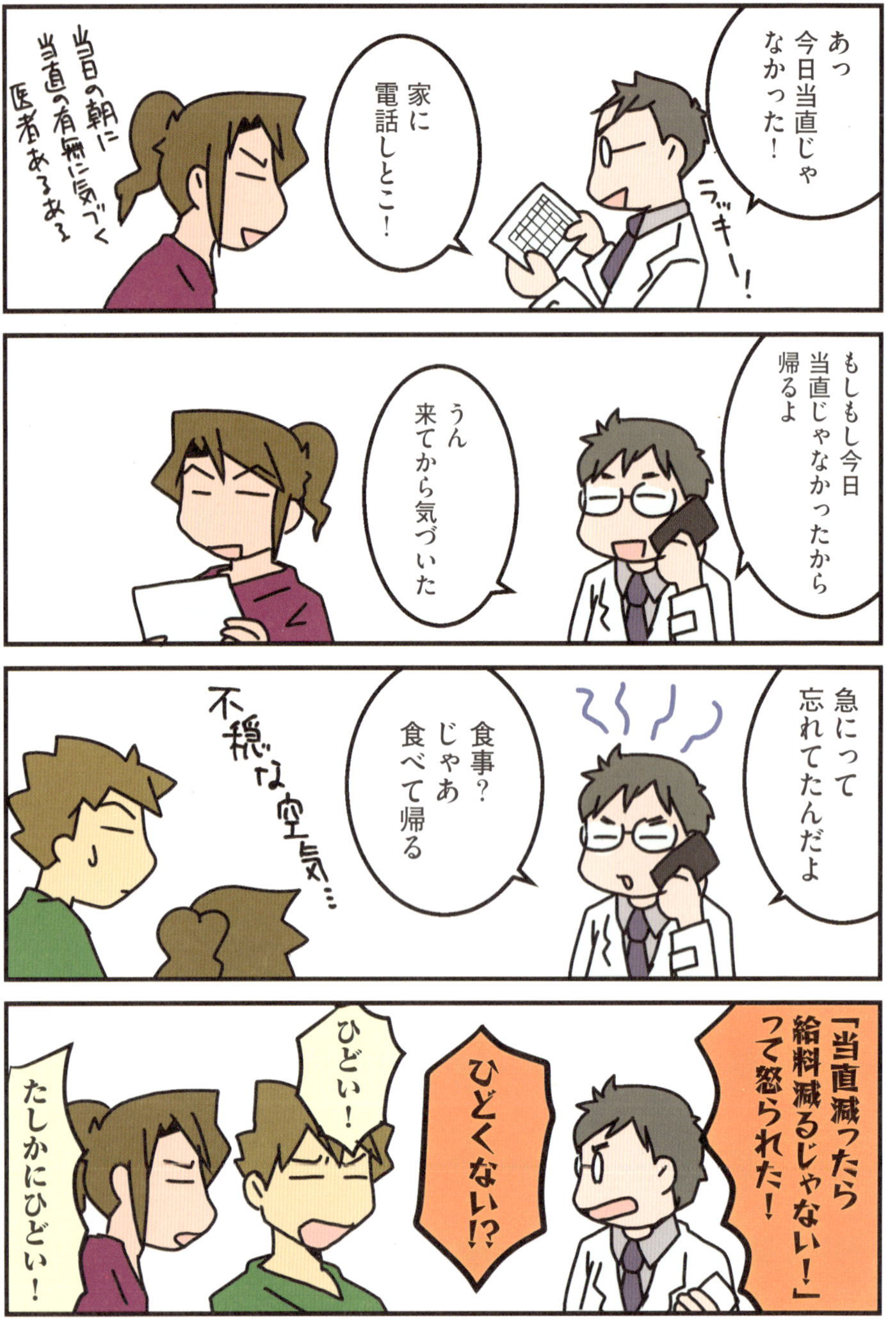
あっ
今日当直じゃ
なかった!
ラッキー!
家に
電話しとこ!
当日の朝に
当直の有無に気づく
医者あるある
もしもし今日
当直じゃなかったから
帰るよ
うん
来てから気づいた
急にって
忘れてたんだよ
食事?
じゃあ
食べて帰る
不穏な空気…
「当直減ったら
給料減るじゃない!」
って怒られた!
ひどくない!?
ひどい!
たしかにひどい!

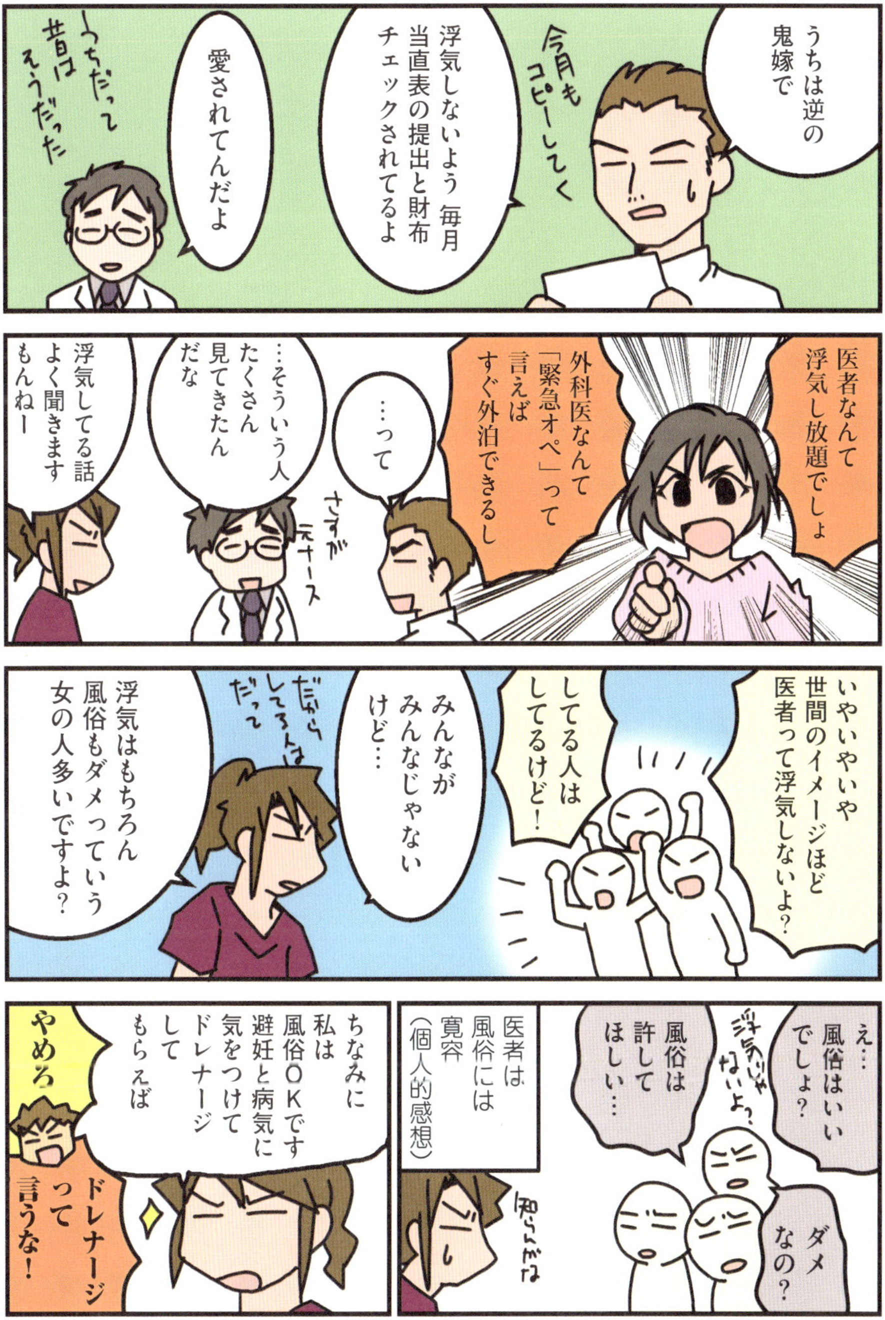
うちは逆の鬼嫁で
今月もコピーしてく
浮気しないよう 毎月当直表の提出と財布チェックされてるよ
愛されてんだよ
うちだって昔はそうだった
医者なんて浮気し放題でしょ
外科医なんて「緊急オペ」って言えばすぐ外泊できるし
…って
さすが元ナース
…そういう人たくさん見てきたんだな
浮気してる話よく聞きますもんねー
いやいやいや世間のイメージほど医者って浮気しないよ?
してる人はしてるけど!
みんながみんなじゃないけど…
だからしてる人はだって
浮気はもちろん風俗もダメっていう女の人多いですよ?
え…風俗はいいでしょ?
浮気じゃないよっ
風俗は許してほしい…
ダメなの?
医者は風俗には寛容(個人的感想)
知らんがな
ちなみに私は風俗OKです避妊と病気に気をつけてドレナージしてもらえば
やめろ
ドレナージって言うな!

ドレナージ：貯まった体液や血を排出させること

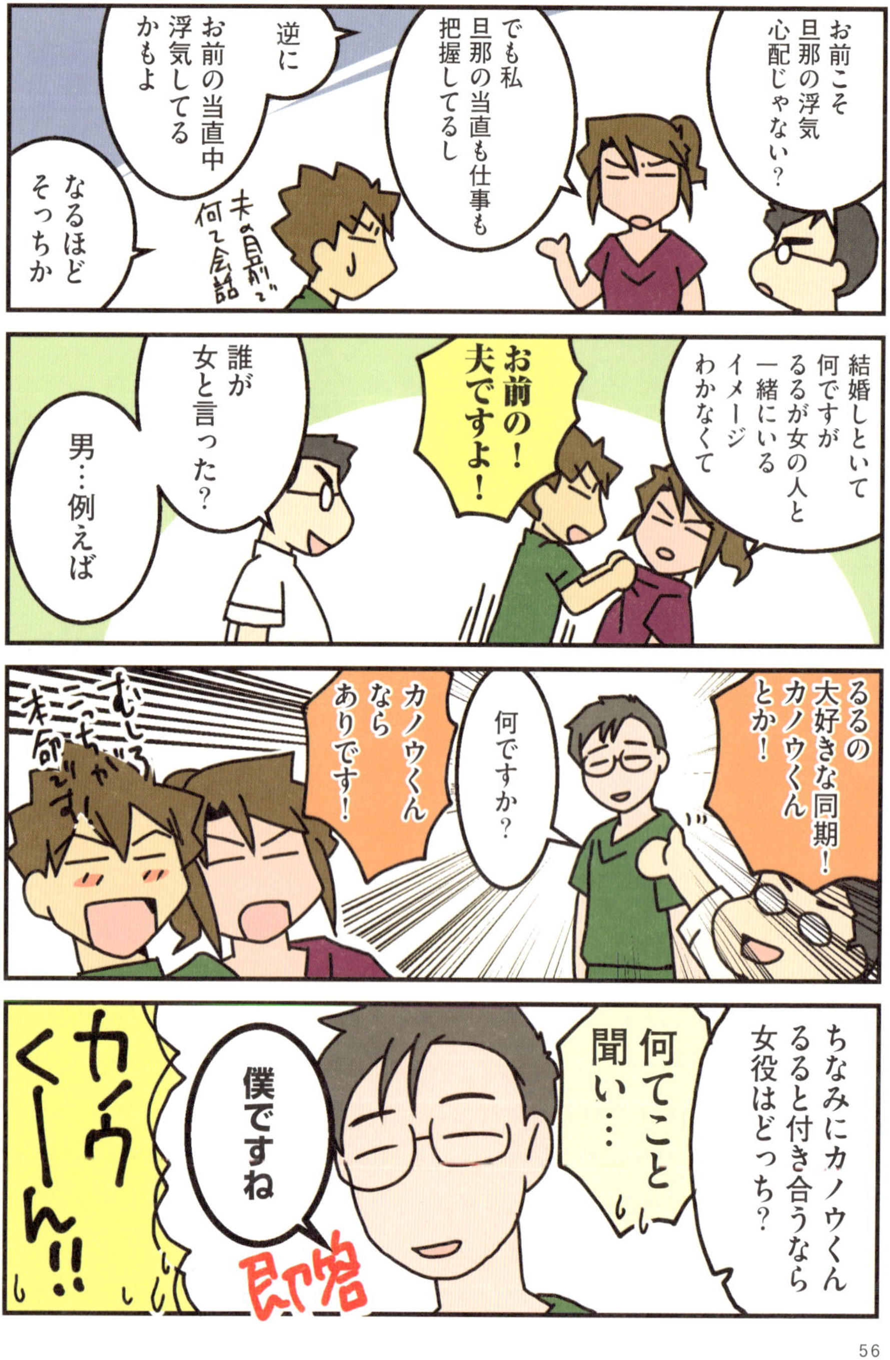

お前こそ旦那の浮気心配じゃない？
でも私旦那の当直も仕事も把握してるし
逆にお前の当直中浮気してるかもよ
夫の目前で何て会話
なるほどそっちか
結婚しといて何ですがるるが女の人と一緒にいるイメージわかなくて
お前の！夫ですよ！
誰が女と言った？
男…例えば
るるの大好きな同期！カノウくんとか！
何ですか？
カノウくんならありです！
むしろこっちが本命です！
ちなみにカノウくんるると付き合うなら女役はどっち？
何てこと聞い…
僕ですね
即答
カノウくーん!!

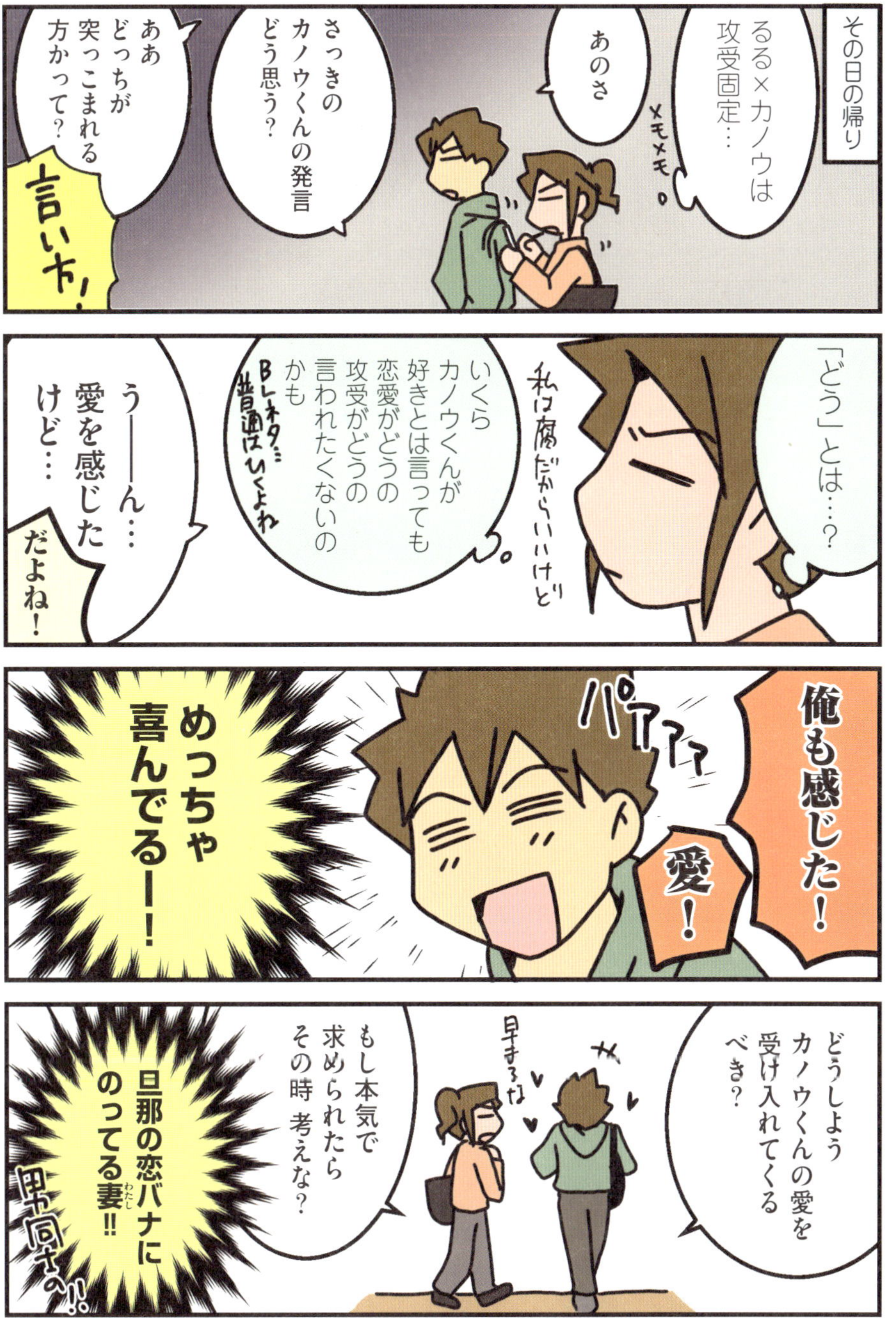
その日の帰り
るる×カノウは攻受固定…
メモメモ
あのさ
さっきのカノウくんの発言どう思う?
ああどっちが突っこまれる方かって?
言い方!
「どう」とは…?
私は腐だからいいけど
いくらカノウくんが好きとは言っても恋愛がどうの攻受がどうの言われたくないのかも
BLネタ…普通はひくよね
う――ん…愛を感じたけど…
だよね!
俺も感じた!
愛!
パアアア
めっちゃ喜んでるー!
どうしようカノウくんの愛を受け入れてくるべき?
早まるな
もし本気で求められたらその時考えな?
旦那の恋バナにのってる妻《わたし》!!
男同士の!!

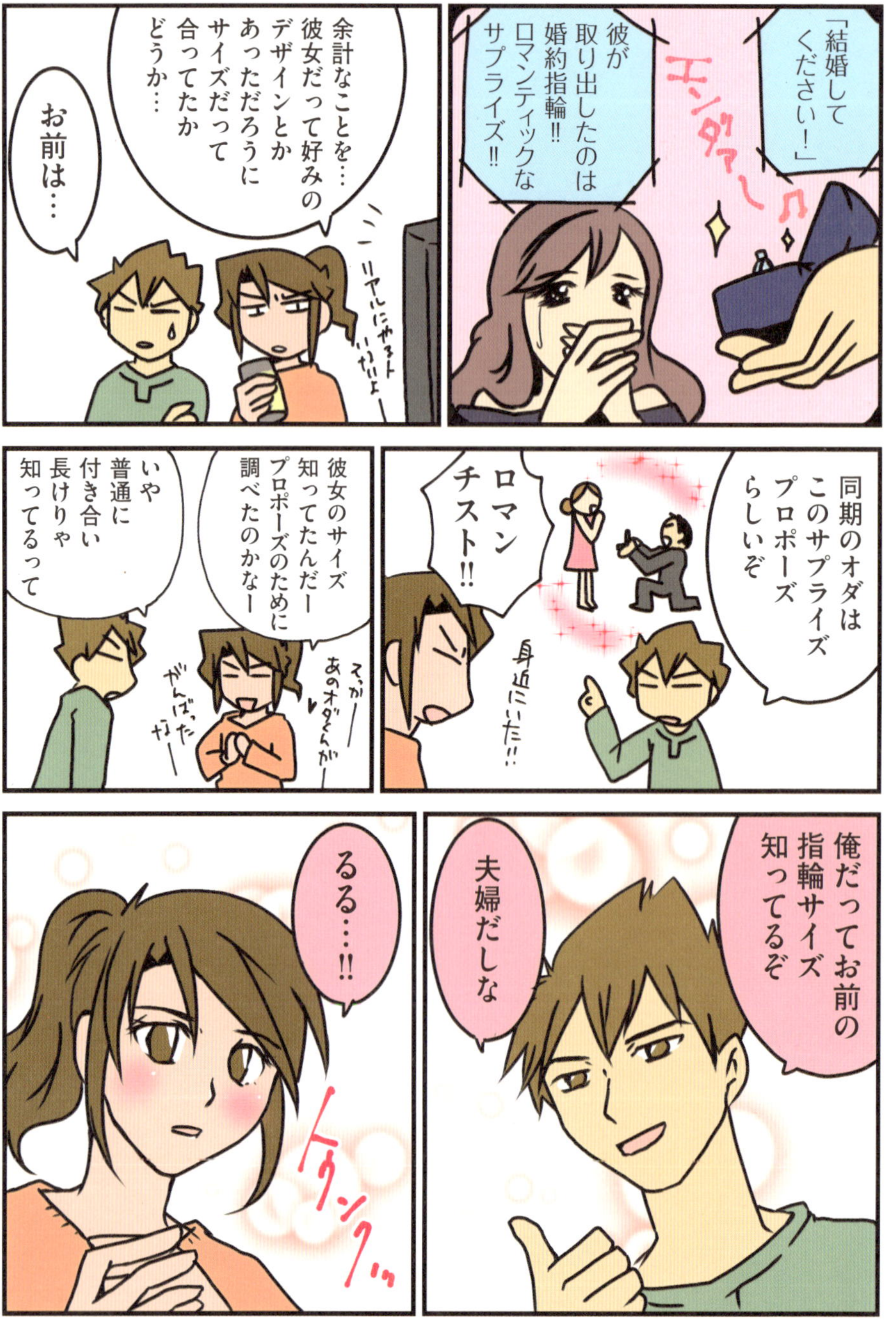
「結婚してください！」
エンダァ〜♪
彼が取り出したのは婚約指輪!! ロマンティックなサプライズ!!
余計なことを…彼女だって好みのデザインとかあっただろうにサイズだって合ってたかどうか…
リアルにやるト いたいよ
お前は…
同期のオダはこのサプライズプロポーズらしいぞ
ロマンチスト!!
身近にいた!!
彼女のサイズ知ってたんだー プロポーズのために調べたのかなー
そっかー あのオダくんがー
がんばったなー
いや普通に付き合い長けりゃ知ってるって
俺だってお前の指輪サイズ知ってるぞ
夫婦だしな
るる…!!
トゥンク

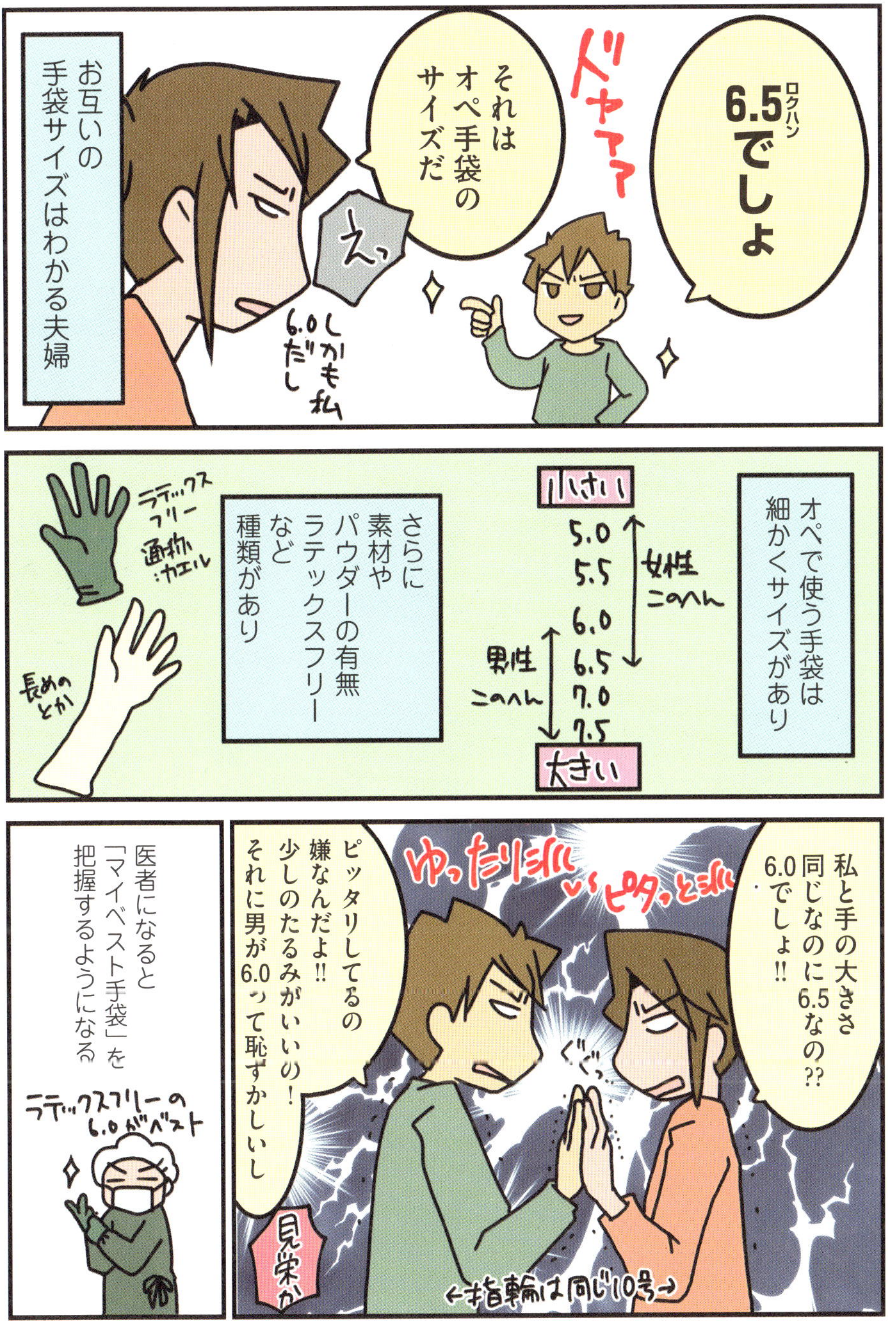
6.5《ロクハン》でしょ
ドヤァァ
それはオペ手袋のサイズだ
えっ
しかも私6.0だし
お互いの手袋サイズはわかる夫婦
オペで使う手袋は細かくサイズがあり
小さい
5.0
5.5
6.0
6.5
7.0
7.5
大きい
女性このへん
男性このへん
さらに素材やパウダーの有無ラテックスフリーなど種類があり
ラテックスフリー 通称:カエル
長めのとか
私と手の大きさ同じなのに6.5なの?? 6.0でしょ!!
ゆったり派 vs ピタっと派
ピッタリしてるの嫌なんだよ!! 少しのたるみがいいの! それに男が6.0って恥ずかしいし
ぐぐっ
見栄か
←指輪は同じ10号→
医者になると「マイベスト手袋」を把握するようになる
ラテックスフリーの6.0がベスト

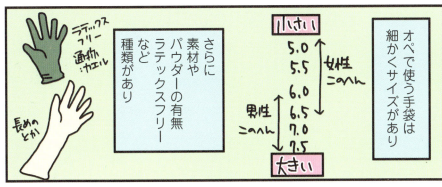

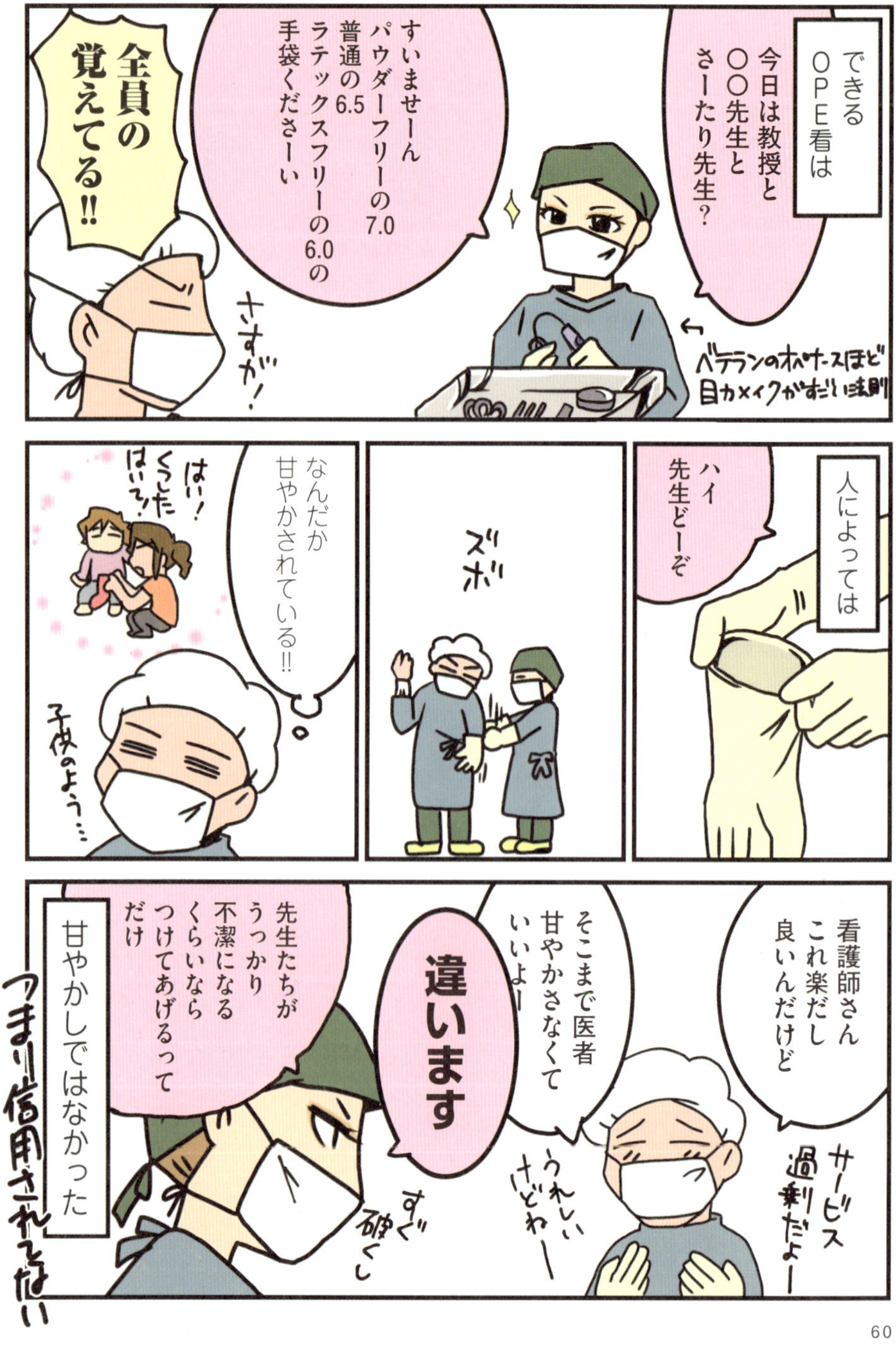
できるOPE看は
今日は教授と○○先生とさーたり先生？
←ベテランのオペナースほど目力メイクがすごい法則
すいませーんパウダーフリーの7.0普通の6.5ラテックスフリーの6.0の手袋くださーい
さすが！
全員の覚えてる!!
人によっては
ハイ先生どーぞ
ズボ
なんだか甘やかされている!!
はい！くつしたはいて！
子供のよう…
看護師さんこれ楽だし良いんだけど
サービス過剰だよー
そこまで医者甘やかさなくていいよー
うれしいけどねー
違います
すぐ砕くし
先生たちがうっかり不潔になるくらいならつけてあげるってだけ
甘やかしではなかった
つまり信用されてない

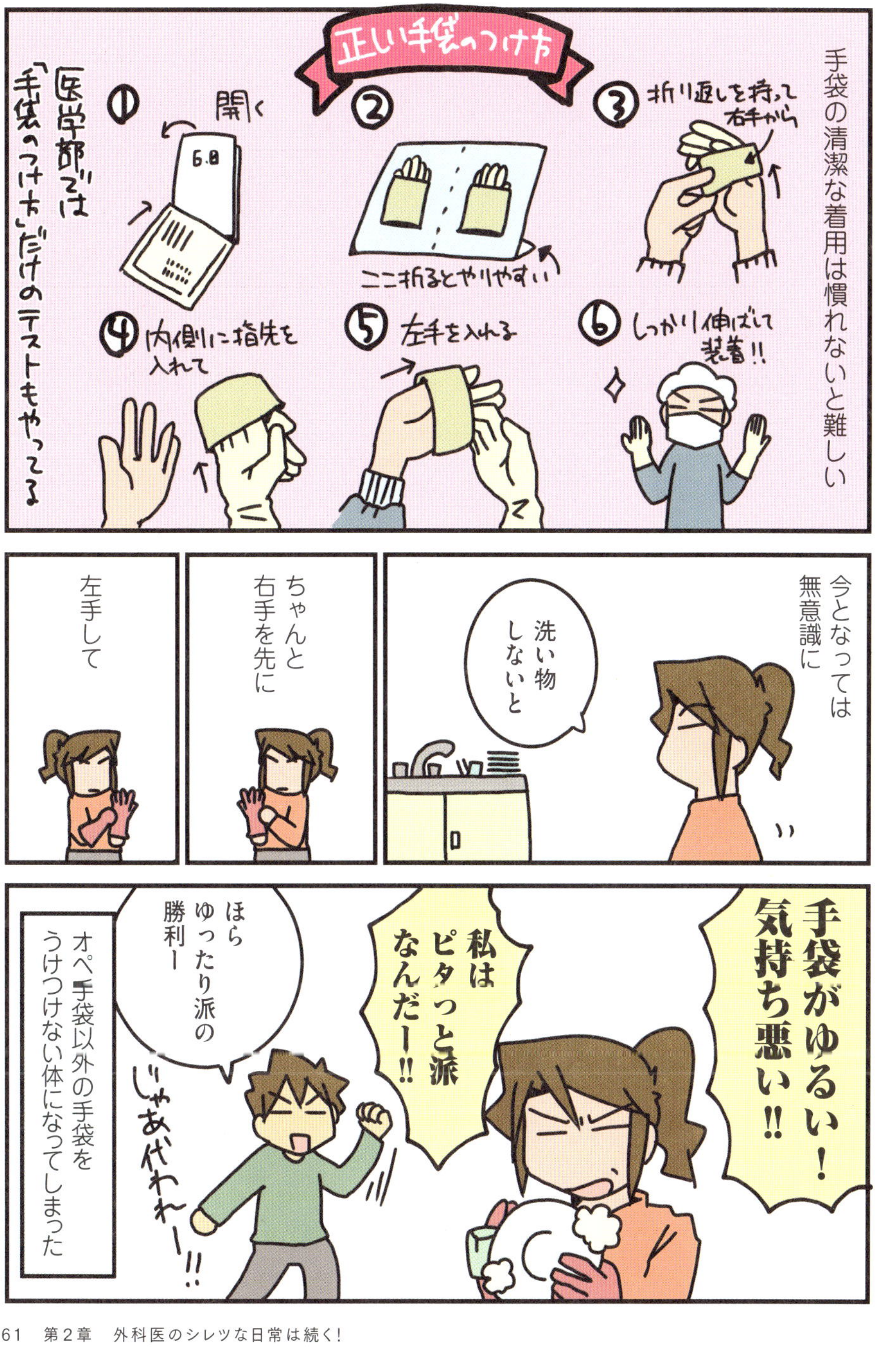
正しい手袋のつけ方
手袋の清潔な着用は慣れないと難しい
① 開く
6.0
② ここ折るとやりやすい
③ 折り返しを持って右手から
④ 内側に指先を入れて
⑤ 左手を入れる
⑥ しっかり伸ばして装着!!
医学部では「手袋のつけ方」だけのテストもやってる
今となっては無意識に
洗い物しないと
ちゃんと右手を先に
左手して
手袋がゆるい! 気持ち悪い!!
私はピタっと派なんだー!!
ほらゆったり派の勝利ー
じゃあ代われー!!
オペ手袋以外の手袋をうけつけない体になってしまった

医者あるある

古紙回収も 外科結び

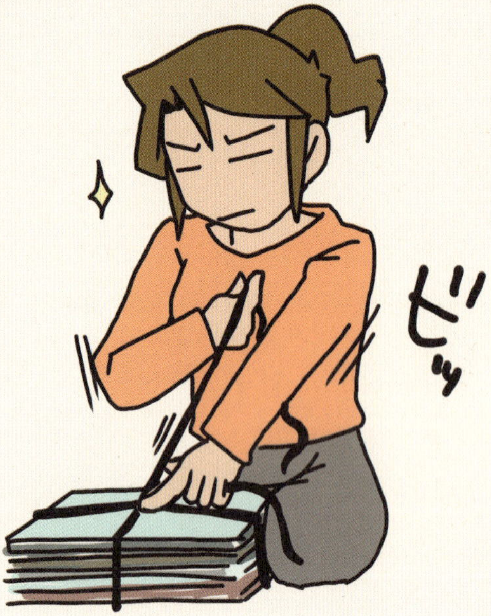

多忙な1日

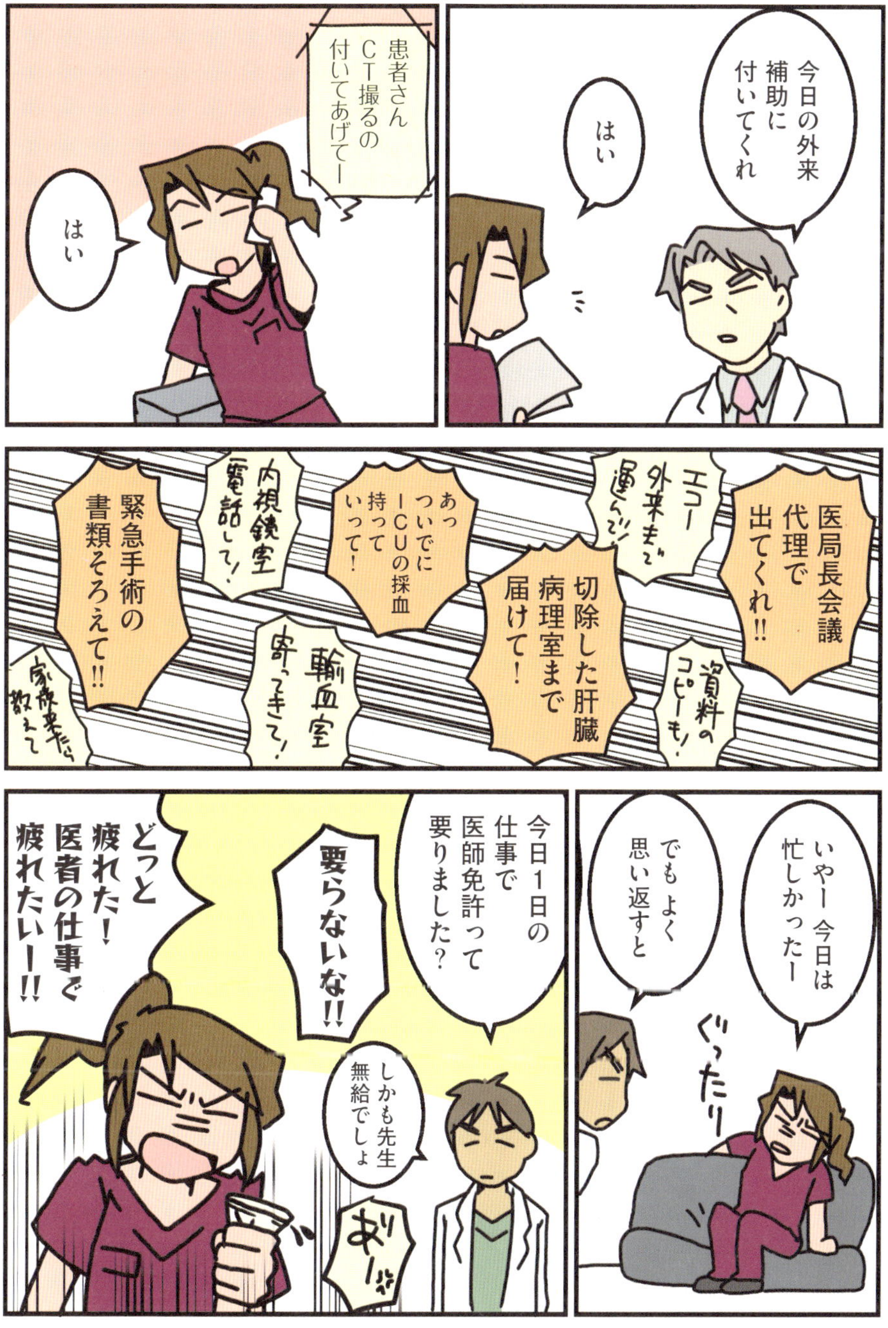

今日の外来補助に付いてくれ
はい
患者さんCT撮るの付いてあげてー
はい
医局長会議代理で出てくれ!!
エコー外来まで運んで!!
資料のコピーも!
切除した肝臓病理室まで届けて!
あっついでにICUの採血持っていって!
輸血室寄ってきて!
内視鏡室電話して!
緊急手術の書類そろえて!!
家族来たら教えて
いやー今日は忙しかったー
ぐったり
でもよく思い返すと
今日1日の仕事で医師免許って要りました?
要らないな!!
しかも先生無給でしょ
ありー!?
どっと疲れた!医者の仕事で疲れたいー!!

大学病院とクリニック

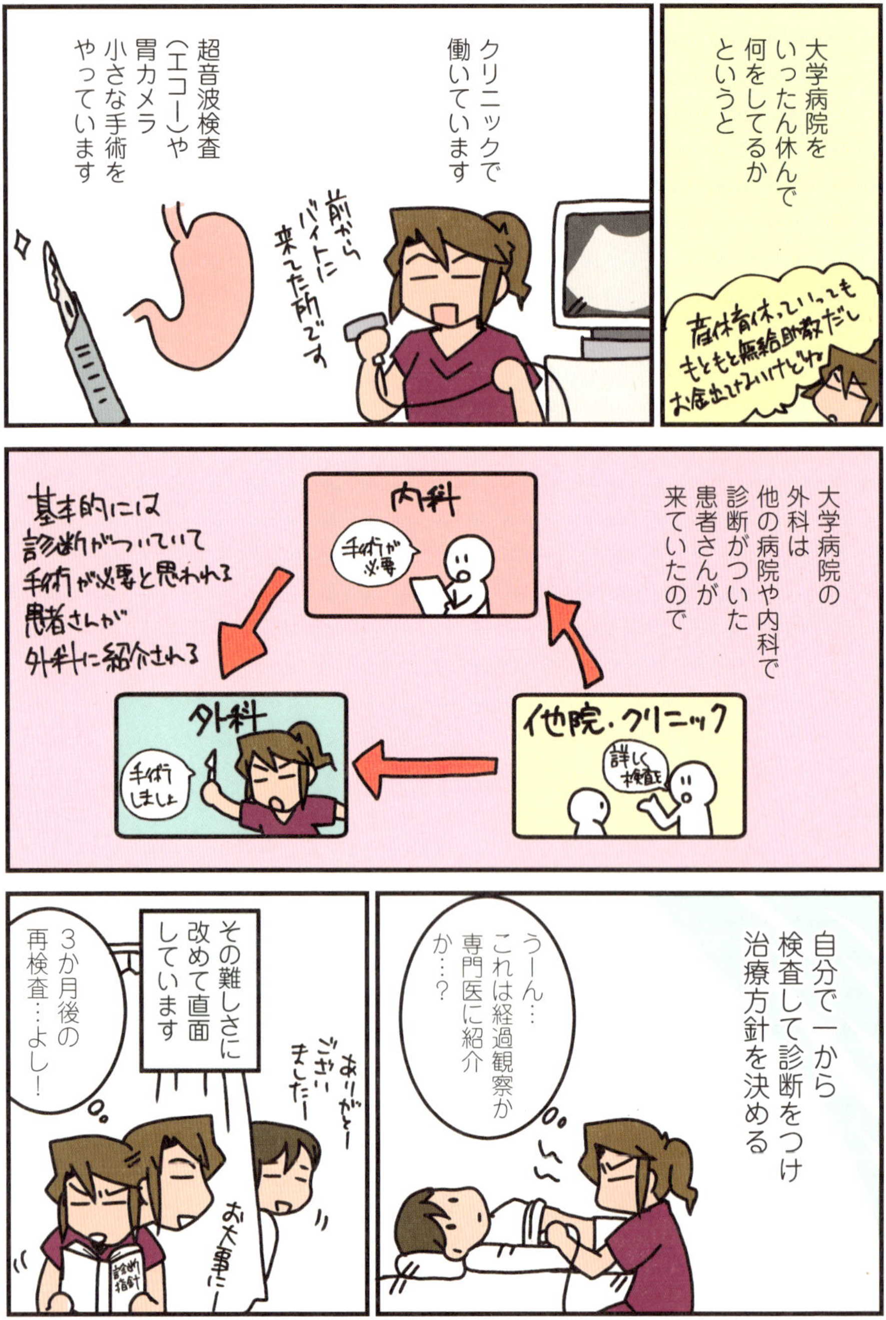

大学病院をいったん休んで何をしてるかというと
産休育休っていってももともと無給助教だしお金出てないけどね
クリニックで働いています
前からバイトに来てた所です
超音波検査（エコー）や胃カメラ小さな手術をやっています
大学病院の外科は他の病院や内科で診断がついた患者さんが来ていたので
内科
手術が必要
他院・クリニック
詳しく検査を
外科
手術しましょ
基本的には診断がついていて手術が必要と思われる患者さんが外科に紹介される
自分で一から検査して診断をつけ治療方針を決める
うーん…これは経過観察か専門医に紹介か…？
その難しさに改めて直面しています
ありがとーございましたー
お大事に
3か月後の再検査…よし！
診断指針

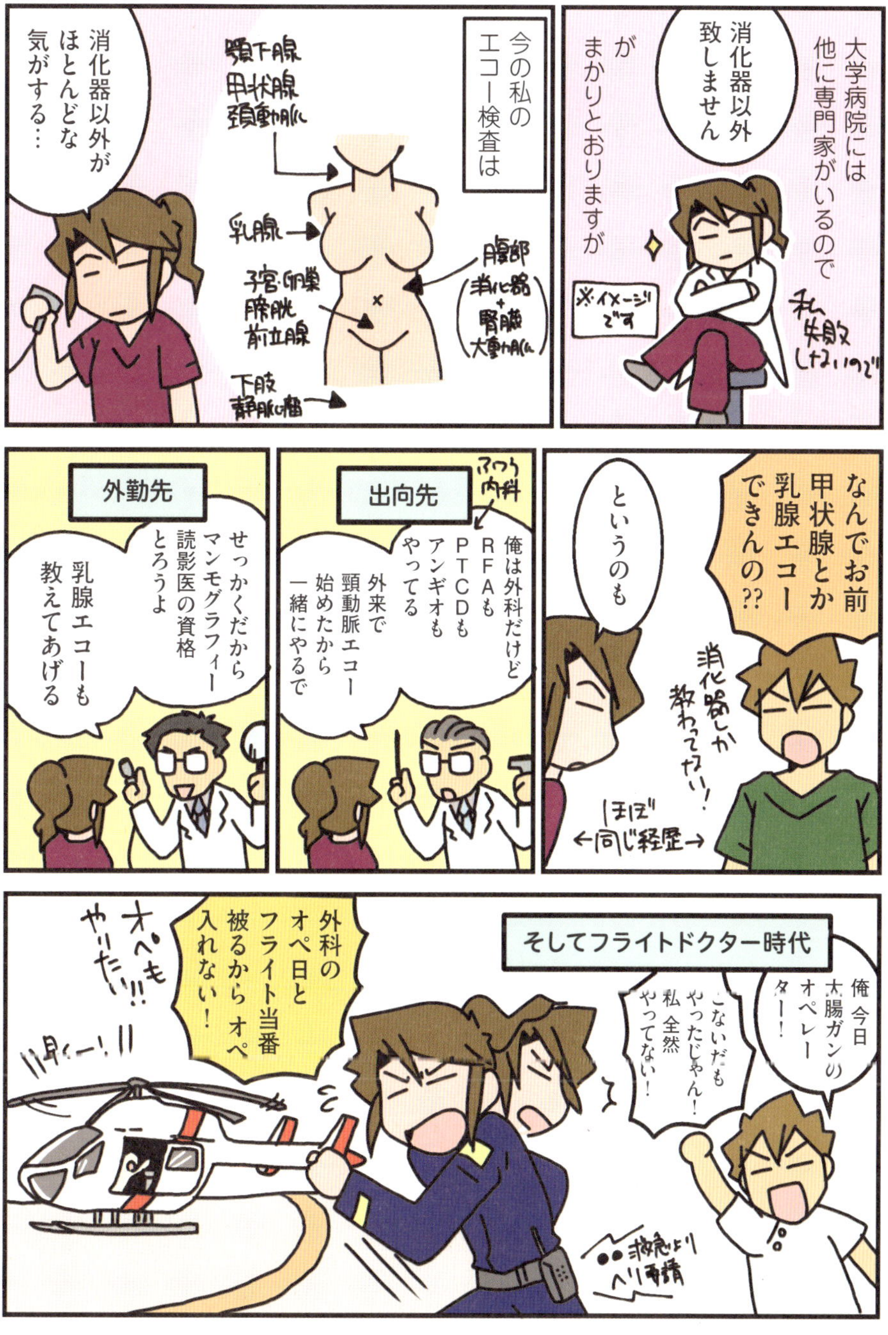

大学病院には他に専門家がいるので
消化器以外致しません
がまかりとおりますが
※イメージです
私失敗しないので
今の私のエコー検査は
顎下腺
甲状腺
頸動脈
乳腺
腹部
（消化器＋腎臓 大動脈）
子宮・卵巣
膀胱
前立腺
下肢
静脈瘤
消化器以外がほとんどない気がする…
なんでお前甲状腺とか乳腺エコーできんの??
消化器しか教わってない!
というのも
ほぼ←同じ経歴→
出向先
俺は外科だけどRFAもPTCDもアンギオもやってる
ふつう内科
外来で頸動脈エコー始めたから一緒にやるで
外勤先
せっかくだからマンモグラフィー読影医の資格とろうよ
乳腺エコーも教えてあげる
そしてフライトドクター時代
俺今日大腸ガンのオペレーター!
こないだもやったじゃん! 私全然やってない!
●●救急よりヘリ要請
外科のオペ日とフライト当番被るからオペ入れない!
オペもやりたい!!

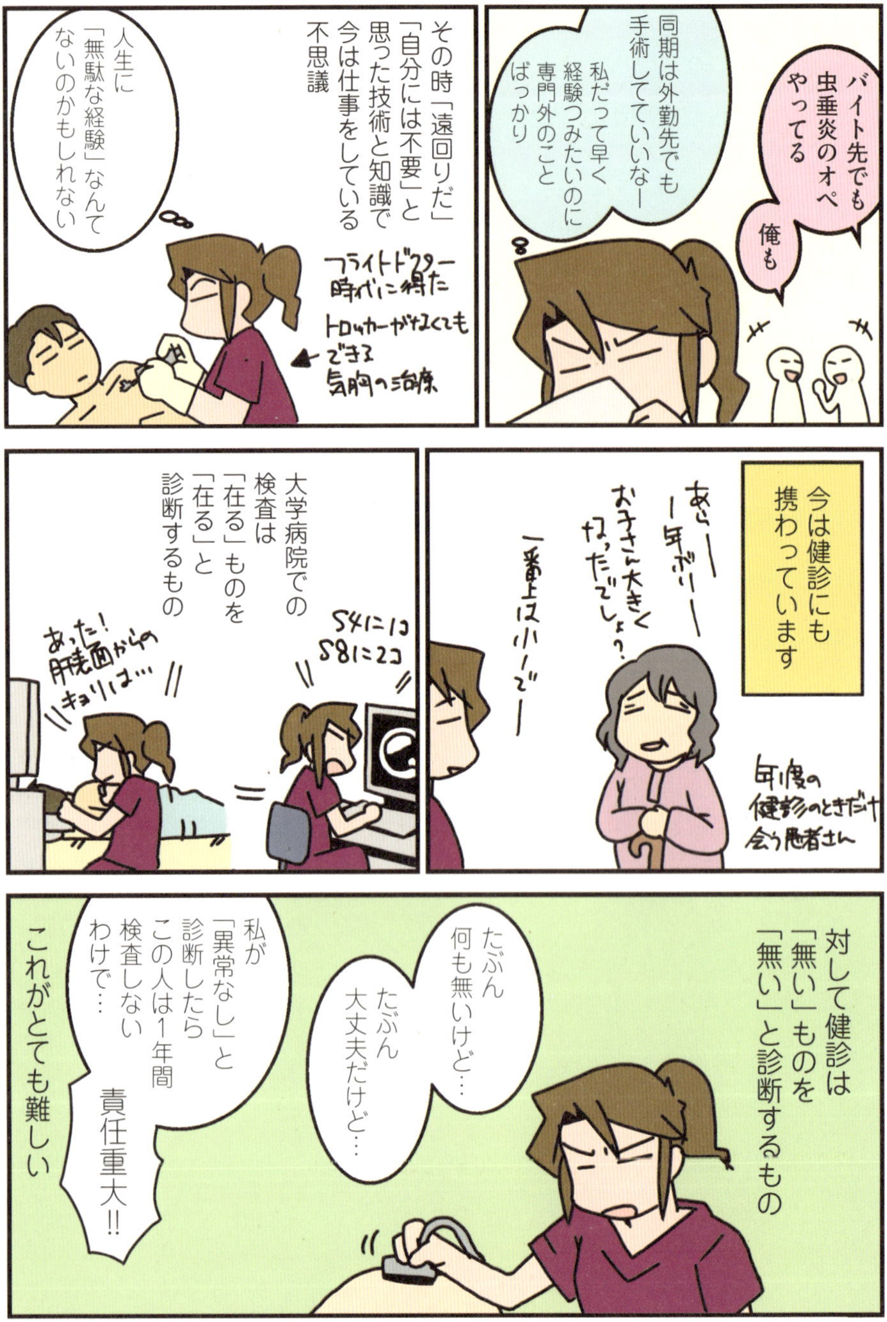

バイト先でも虫垂炎のオペやってる
俺も
同期は外勤先でも手術してていいなー
私だって早く経験つみたいのに専門外のことばっかり
その時「遠回りだ」「自分には不要」と思った技術と知識で今は仕事をしている不思議
フライトドクター時代に得たトロッカーがなくてもできる気胸の治療
人生に「無駄な経験」なんてないのかもしれない
今は健診にも携わっています
あら〜 1年ぶり〜
お子さん大きくなったでしょ?
一番上は小1で〜
年度の健診のときだけ会う患者さん
大学病院での検査は「在る」ものを「在る」と診断するもの
S4に1コ S8に2コ
あった! 肝表面からのキョリは…
対して健診は「無い」ものを「無い」と診断するもの
たぶん何も無いけど…
たぶん大丈夫だけど…
私が「異常なし」と診断したらこの人は1年間検査しないわけで…
責任重大!!
これがとても難しい

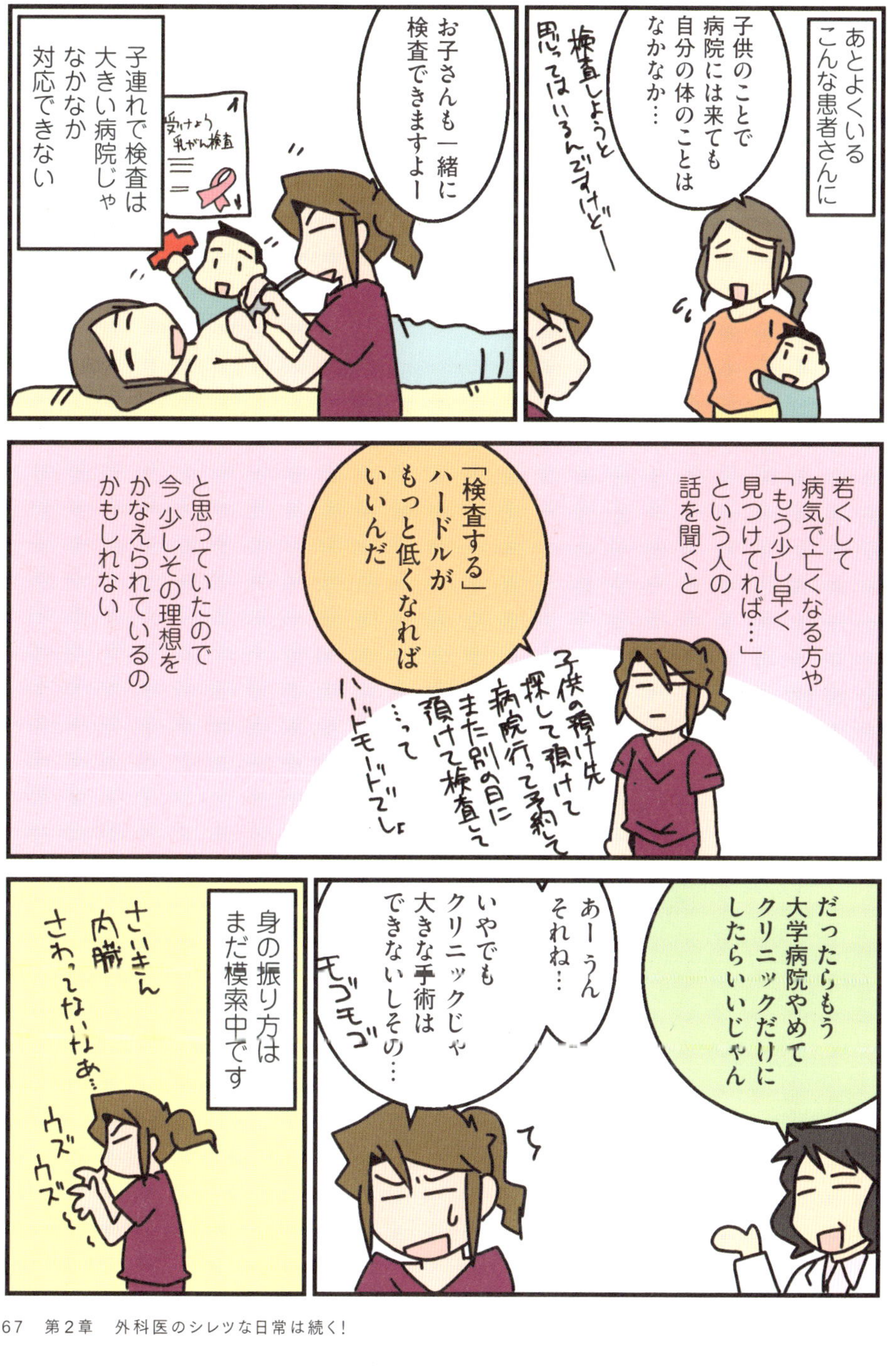
あとよくいる
こんな患者さんに
子供のことで
病院には来ても
自分の体のことは
なかなか…
検査しようと
思ってはいるんですけどー
お子さんも一緒に
検査できますよー
受けよう
乳がん検査
子連れで検査は
大きい病院じゃ
なかなか
対応できない
若くして
病気で亡くなる方や
「もう少し早く
見つけてれば…」
という人の
話を聞くと
「検査する」
ハードルが
もっと低くなれば
いいんだ
子供の預け先
探して預けて
病院行って予約して
また別の日に
預けて検査して
…って
ハードモードでしょ
と思っていたので
今少しその理想を
かなえられているの
かもしれない
だったらもう
大学病院やめて
クリニックだけに
したらいいじゃん
あーうん
それね…
いやでも
クリニックじゃ
大きな手術は
できないしその…
モゴモゴ
身の振り方は
まだ模索中です
さいきん
内臓
さわってないなぁ…
ウズウズ~

✚ 医者のワクチン事情

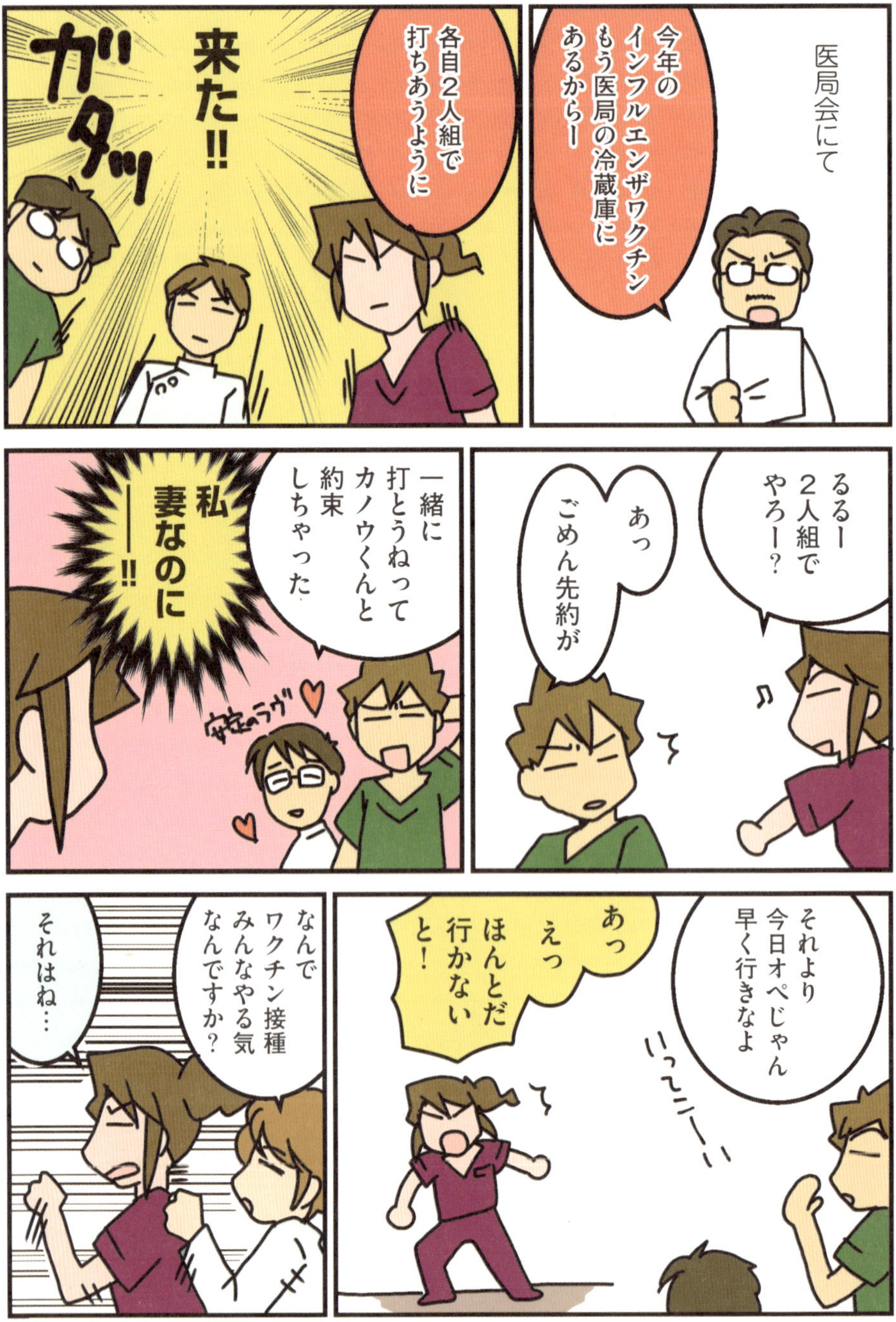
医局会にて
今年のインフルエンザワクチンもう医局の冷蔵庫にあるからー
各自2人組で打ちあうように
来た!!
ガタッ
るるー2人組でやろー?
あっごめん先約が
一緒に打とうねってカノウくんと約束しちゃった
私妻なのに——!!
安定のラヴ
それより今日オペじゃん早く行きなよ
あっえっほんとだ行かないと!
いってこーーい
なんでワクチン接種みんなやる気なんですか?
それはね…

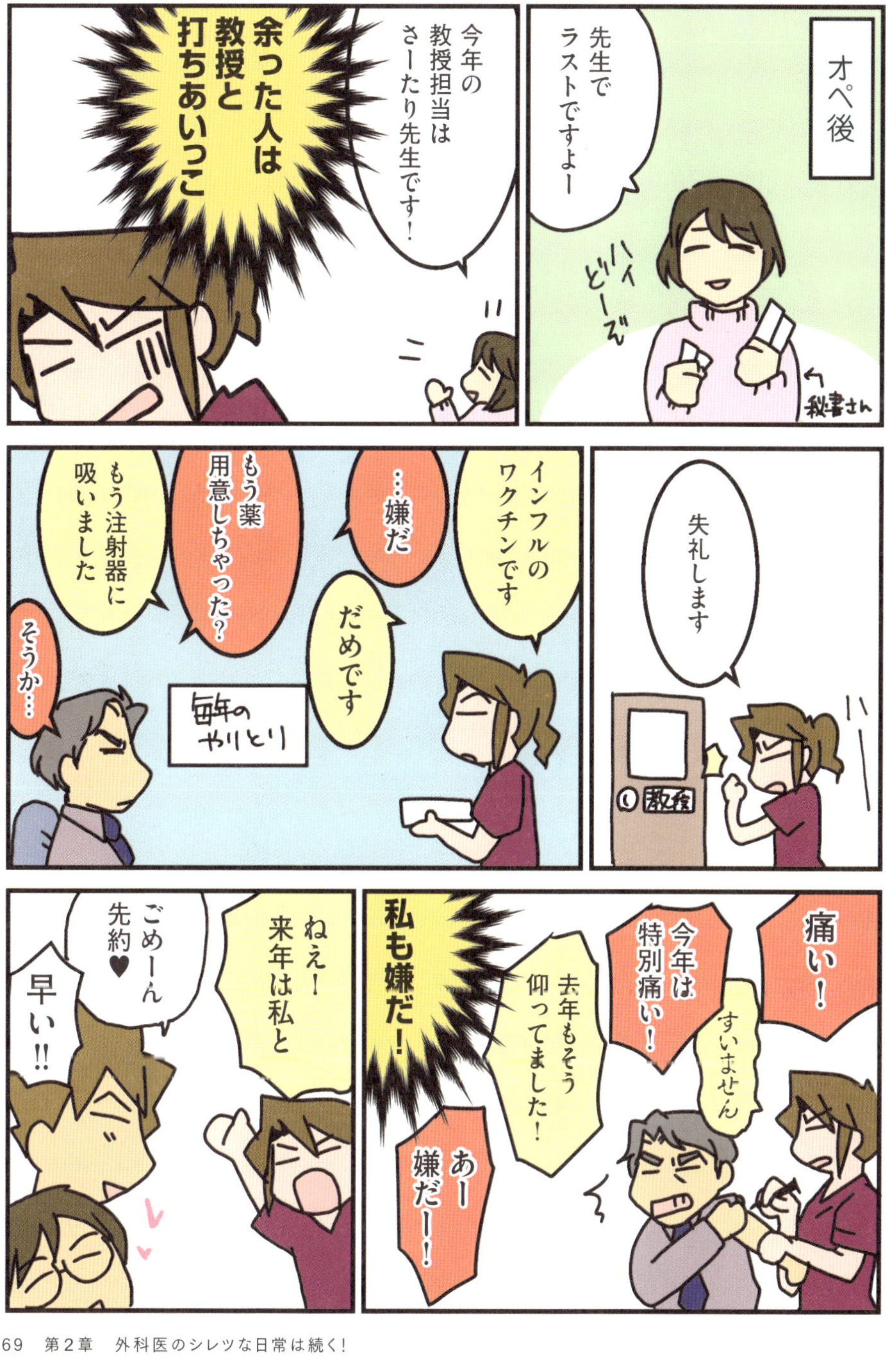
オペ後
先生でラストですよー
ハイどーぞ
←秘書さん
今年の教授担当はさーたり先生です!
余った人は教授と打ちあいっこ
失礼します
教授
インフルのワクチンです
…嫌だ
だめです
もう薬用意しちゃった?
もう注射器に吸いました
そうか…
毎年のやりとり
痛い!
今年は特別痛い!
すいません
去年もそう仰ってました!
あー嫌だー!
私も嫌だ!
ねえ!来年は私と
ごめーん先約♥
早い!!

職場で出産

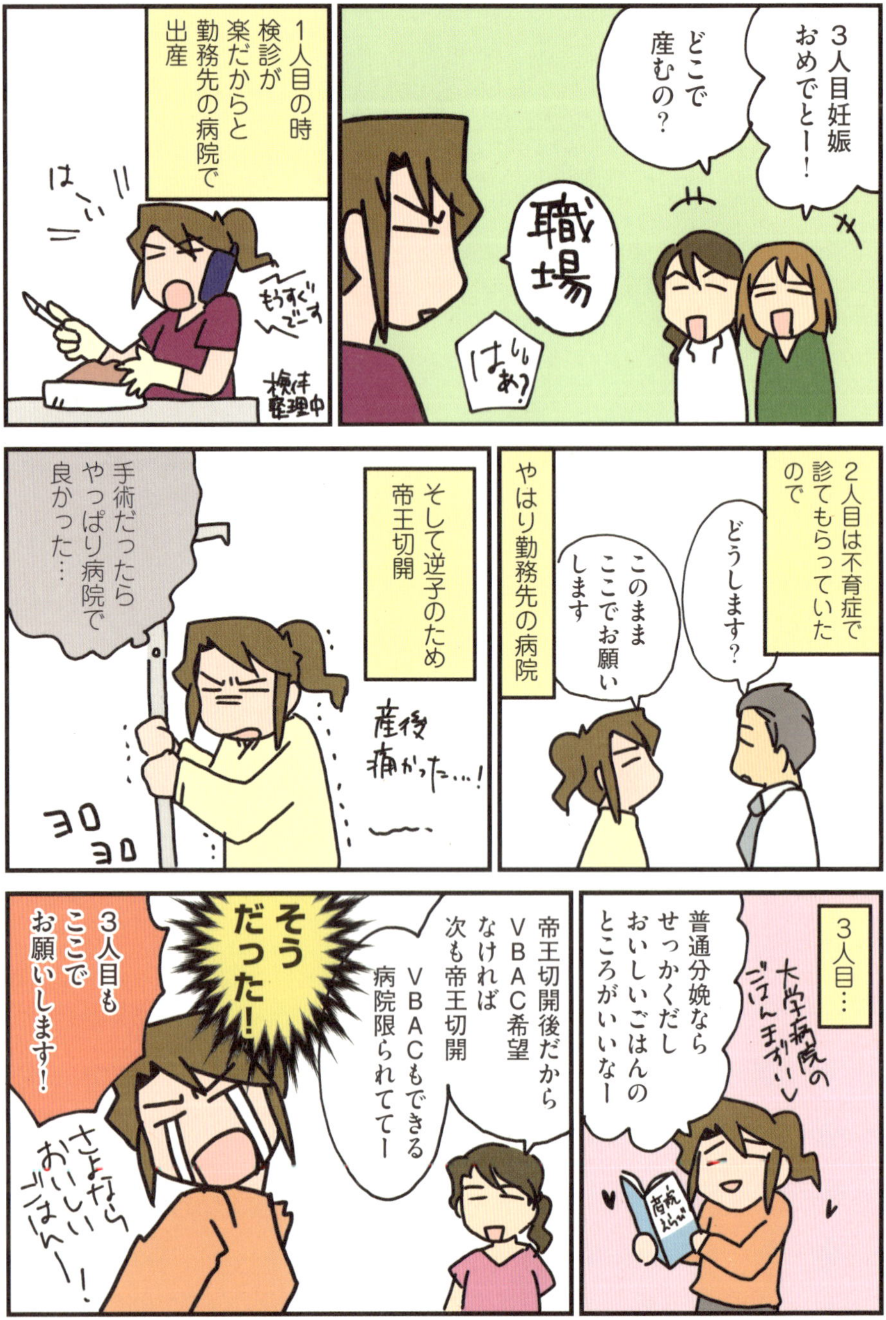

3人目妊娠
おめでとー!
どこで産むの?
キャ
キャ
職場
はいあ?
1人目の時
検診が
楽だからと
勤務先の病院で
出産
は～い
もうすぐでーす
検体整理中
2人目は不育症で
診てもらっていた
ので
どうします?
このまま
ここでお願い
します
やはり勤務先の病院
そして逆子のため
帝王切開
産後痛かった…!
手術だったら
やっぱり病院で
良かった…
ヨロ
ヨロ
3人目…
大学病院のごはんまずい
普通分娩なら
せっかくだし
おいしいごはんの
ところがいいなー
産院えらび
帝王切開後だから
VBAC希望
なければ
次も帝王切開
VBACもできる
病院限られててー
そうだった!
3人目も
ここで
お願いします!
さよなら
おいしい
ごはん～!

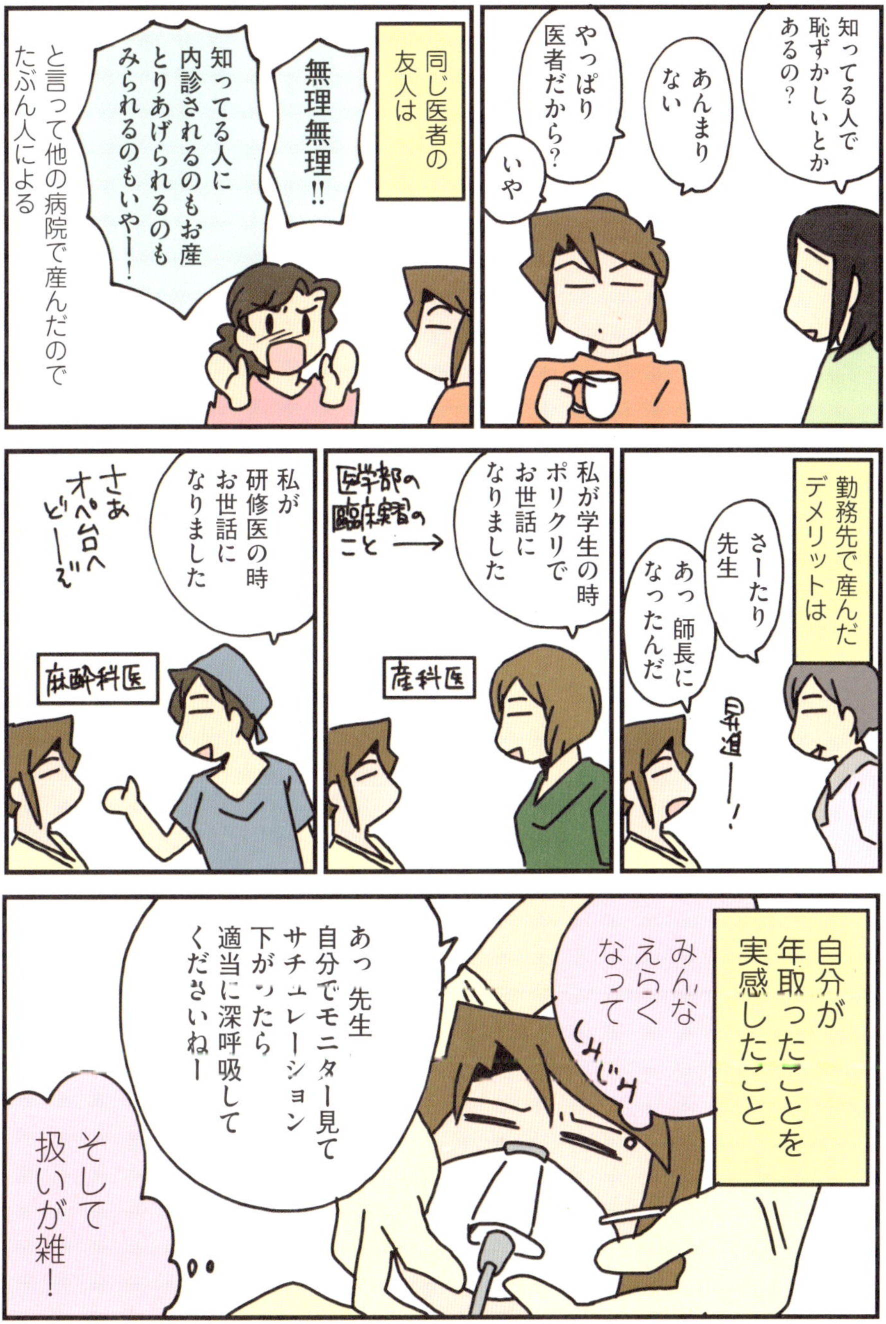
知ってる人で恥ずかしいとかあるの？
あんまりない
やっぱり医者だから？
いや
同じ医者の友人は
無理無理!!
知ってる人に内診されるのもお産とりあげられるのもみられるのもいやー！
と言って他の病院で産んだのでたぶん人による
勤務先で産んだデメリットは
さーたり先生
あっ 師長になったんだ
昇進ー！
私が学生の時ポリクリでお世話になりました
医学部の臨床実習のこと
産科医
私が研修医の時お世話になりました
さあオペ台へどーぞ
麻酔科医
自分が年取ったことを実感したこと
みんなえらくなって
しみじみ
あっ 先生 自分でモニター見てサチュレーション下がったら適当に深呼吸してくださいねー
…
そして扱いが雑！

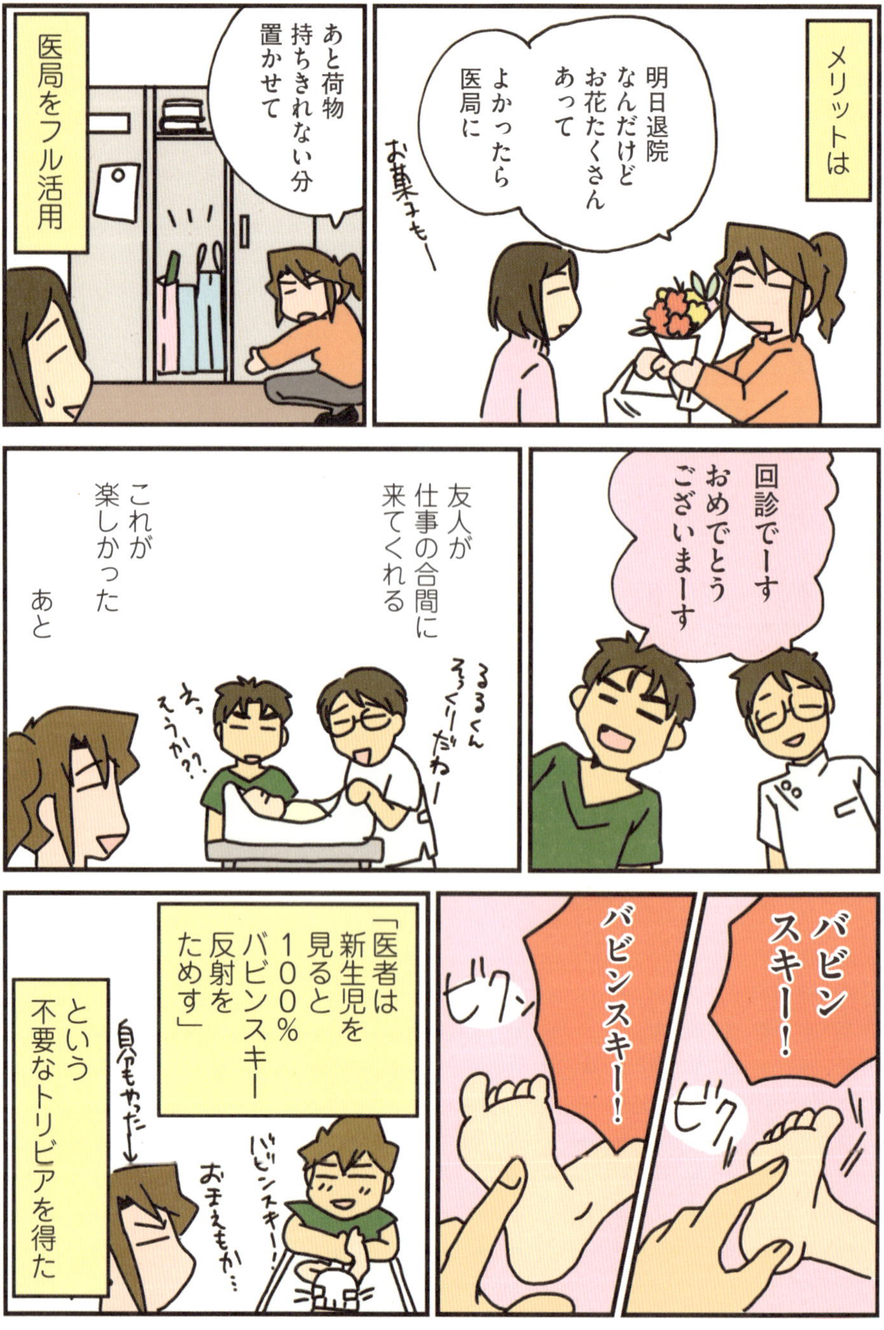
メリットは
明日退院なんだけどお花たくさんあってよかったら医局に
お菓子も〜
あと荷物持ちきれない分置かせて
医局をフル活用
回診でーす
おめでとうございまーす
友人が仕事の合間に来てくれる
るるくんそっくりーだねー
えっ そうかー??
これが楽しかった
あと
バビンスキー!
ビク
バビンスキー!
ビクン
「医者は新生児を見ると100%バビンスキー反射をためす」
バビンスキー!!
おまえもか…
自分もやった
という不要なトリビアを得た

Column.4 職場入院

出産にかかわらず、職場である病院に入院する医者は結構います…というかほとんどかもしれません。外来受診も仕事の合間にできるし、薬はあとで受け取ればいいし、人によっては入院した病室から出勤するツワモノも。「入院中は暇だし、せっかくだから当直にしてほしい」とか言い出す人もいます…さすがにそんなわけにはいきませんけど。私は出産以外でも職場に入院したことがありますが、「患者さん目線」でみることができて面白かったです。患者にとっては医者より看護師さんと接する時間のほうが長いこと、医者はいつも早足で忙しそうに見えること、食事が何よりの楽しみになること、病室前の廊下の話し声は意外と聞こえること、カーテンを勢いよく開けるとちょっと怖いこと…今まで気づかなかったことがわかっていい勉強になりました。私は食事をおいしくはできないけど、「ふりかけをかけてもいいか」「マヨネーズはいいか」と聞いてくる患者さんの気持ちがわかりました。全員は無理でもできるだけオッケーを出してあげたいです。

自己紹介から

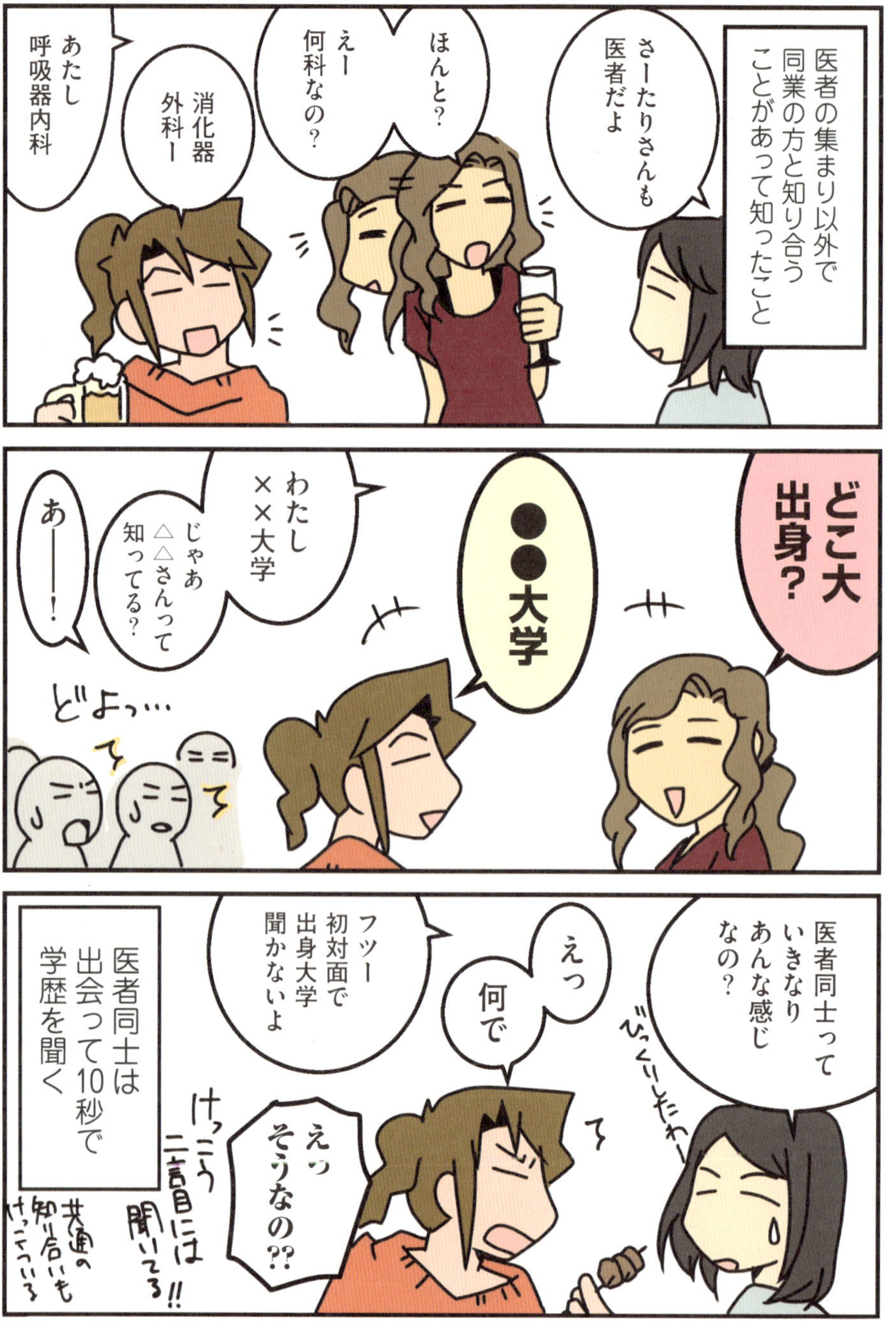

医者の集まり以外で同業の方と知り合うことがあって知ったこと
さーたりさんも医者だよ
ほんと?
えー何科なの?
消化器外科ー
あたし呼吸器内科
どこ大出身?
●●大学
わたし××大学
じゃあ△△さんって知ってる?
あーーー!
どよっ…
医者同士っていきなりあんな感じなの?
びっくりしたわー
えっ何で
フツー初対面で出身大学聞かないよ
えっそうなの??
医者同士は出会って10秒で学歴を聞く
けっこう二言目には聞いてる!!
共通の知り合いもけっこういる

職業病

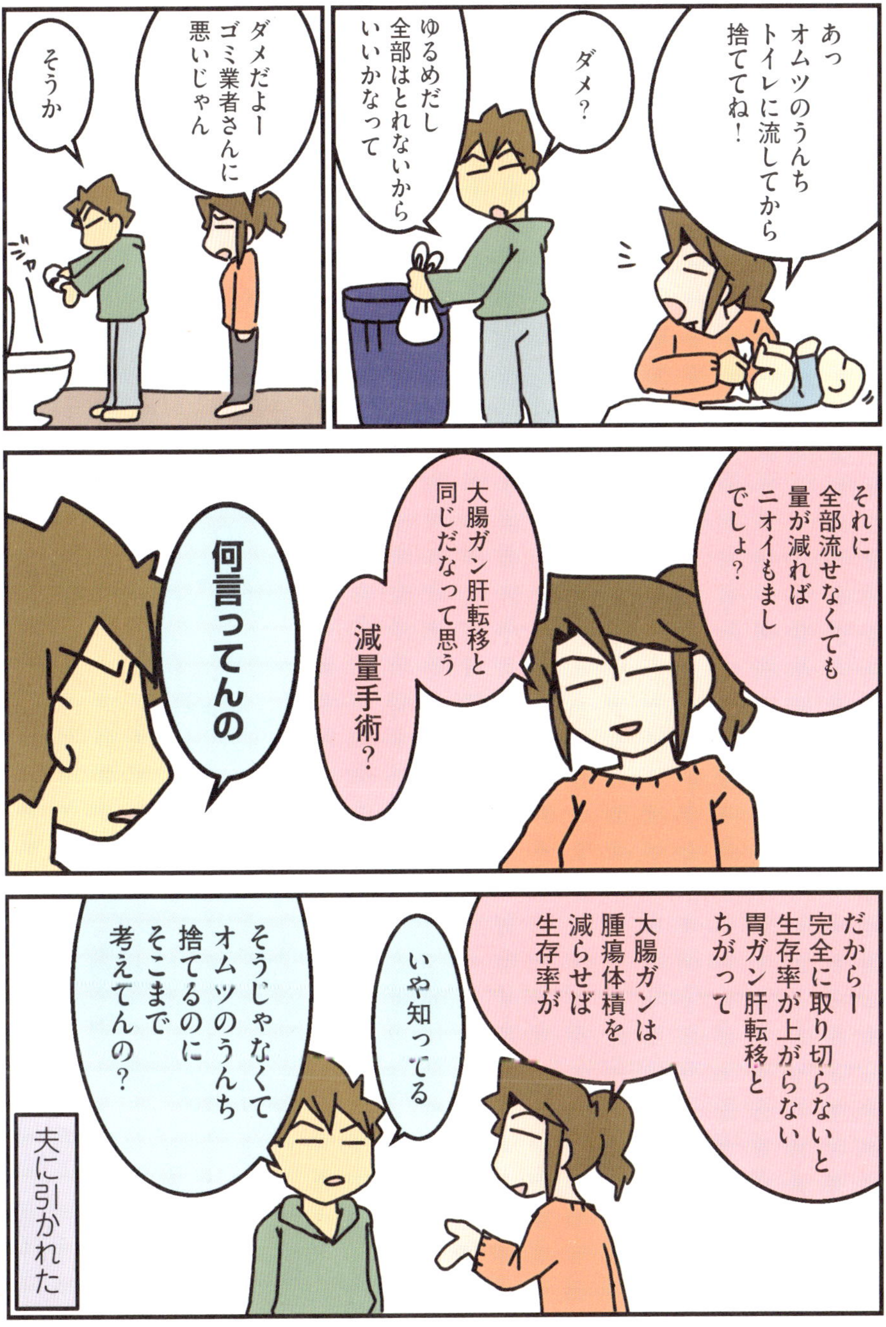

あっ オムツのうんち トイレに流してから 捨ててね！
ダメ？
ゆるめだし 全部はとれないから いいかなって
ダメだよー ゴミ業者さんに 悪いじゃん
そうか
それに 全部流せなくても 量が減れば ニオイもまし でしょ？
大腸ガン肝転移と 同じだなって思う
減量手術？
何言ってんの
だからー 完全に取り切らないと 生存率が上がらない 胃ガン肝転移と ちがって
大腸ガンは 腫瘍体積を 減らせば 生存率が
いや知ってる
そうじゃなくて オムツのうんち 捨てるのに そこまで 考えてんの？
夫に引かれた

当直はつらいよ

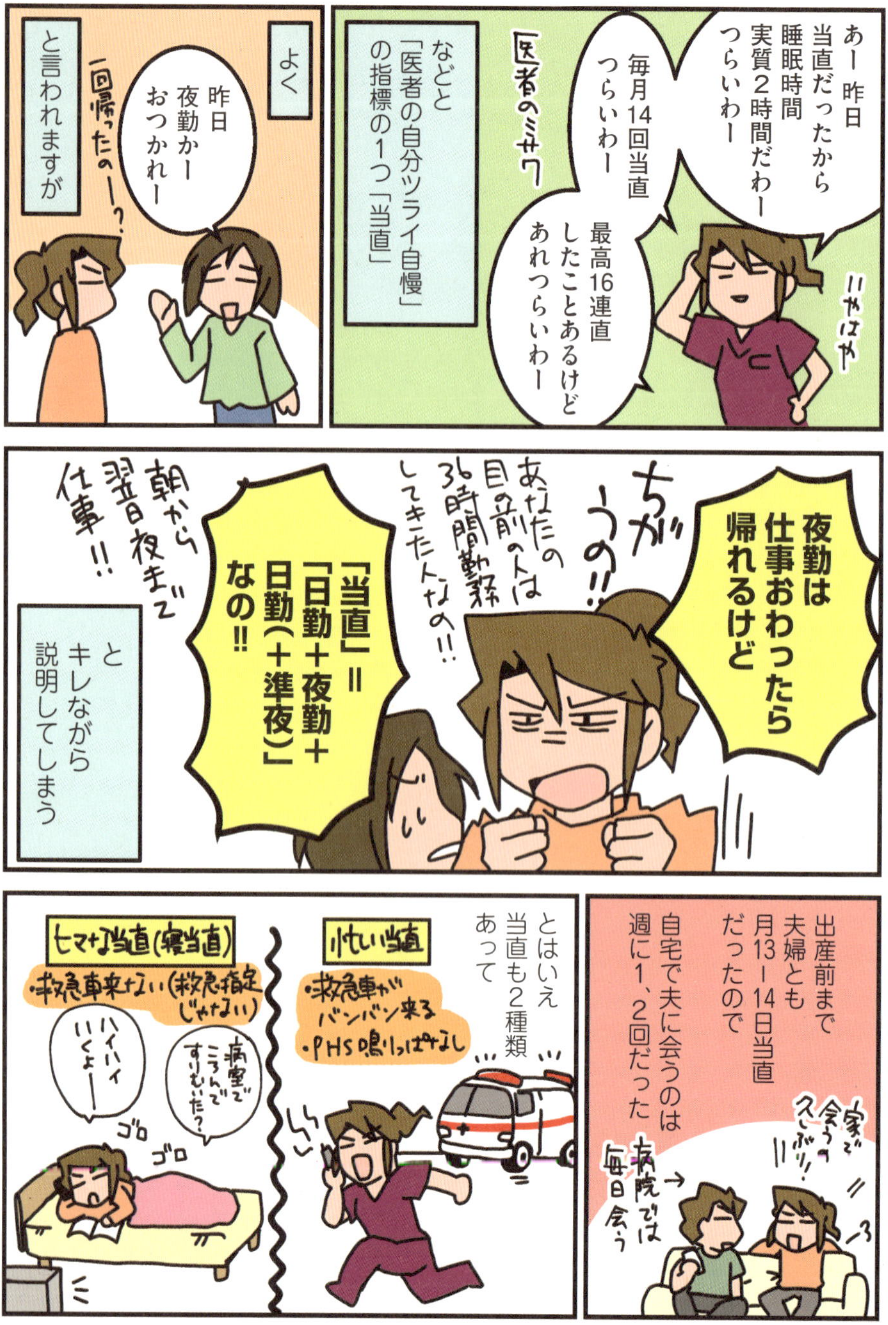
あー 昨日当直だったから睡眠時間実質2時間だわーつらいわー
毎月14回当直つらいわー
最高16連直したことあるけどあれつらいわー
いやはや
医者のミサワ
などと「医者の自分ツライ自慢」の指標の1つ「当直」
よく
昨日夜勤かーおつかれー
一回帰ったのーー？
と言われますが
夜勤は仕事おわったら帰れるけど
ちがうの!!
あなたの目の前の人は36時間勤務してきた人なの!!
「当直」＝「日勤＋夜勤＋日勤(＋準夜)」なの!!
朝から翌日夜まで仕事!!
とキレながら説明してしまう
出産前まで夫婦とも月13－14日当直だったので
自宅で夫に会うのは週に1、2回だった
家で会うの久しぶり!
病院では毎日会う
とはいえ当直も2種類あって
忙しい当直
・救急車がバンバン来る
・PHS鳴りっぱなし
ヒマな当直(寝当直)
・救急車来ない(救急指定じゃない)
ハイハイいくよーー
病室でころんですりむいた？
ゴロ
ゴロ

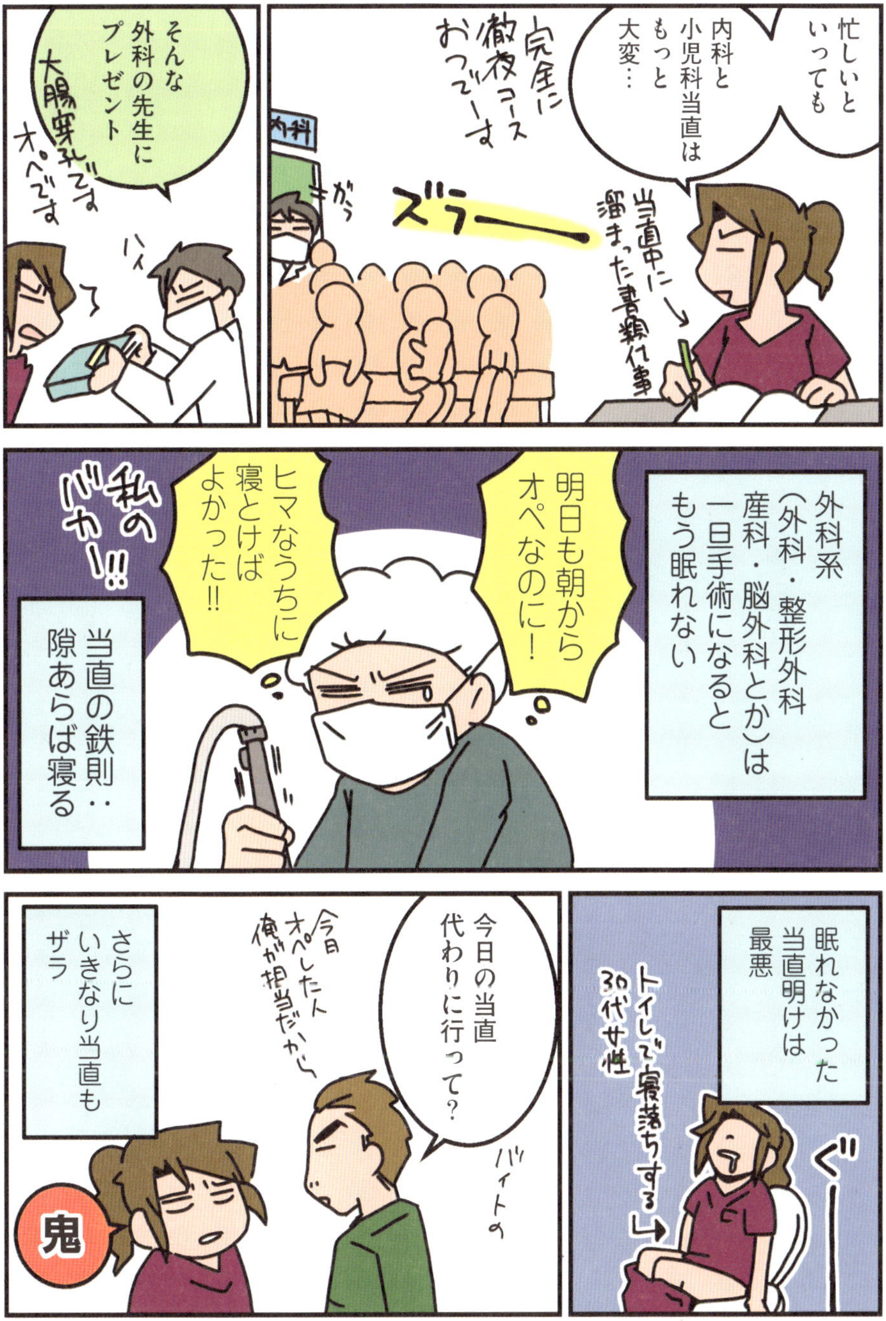
忙しいと いっても 内科と 小児科当直は もっと 大変…
当直中に溜まった書類仕事
ズラー
完全に 徹夜コース おつでーす
内科
ガラッ
そんな 外科の先生に プレゼント
大腸穿孔です オペです
ハイ
外科系（外科・整形外科 産科・脳外科とか）は 一旦手術になると もう眠れない
明日も朝から オペなのに！
ヒマなうちに 寝とけば よかった‼
私のバカー‼
当直の鉄則‥ 隙あらば寝る
眠れなかった 当直明けは 最悪
トイレで寝落ちする→
30代女性
ぐー
今日の当直 代わりに行って？
今日 オペした人 俺が担当だから
バイトの
さらに いきなり当直も ザラ
鬼

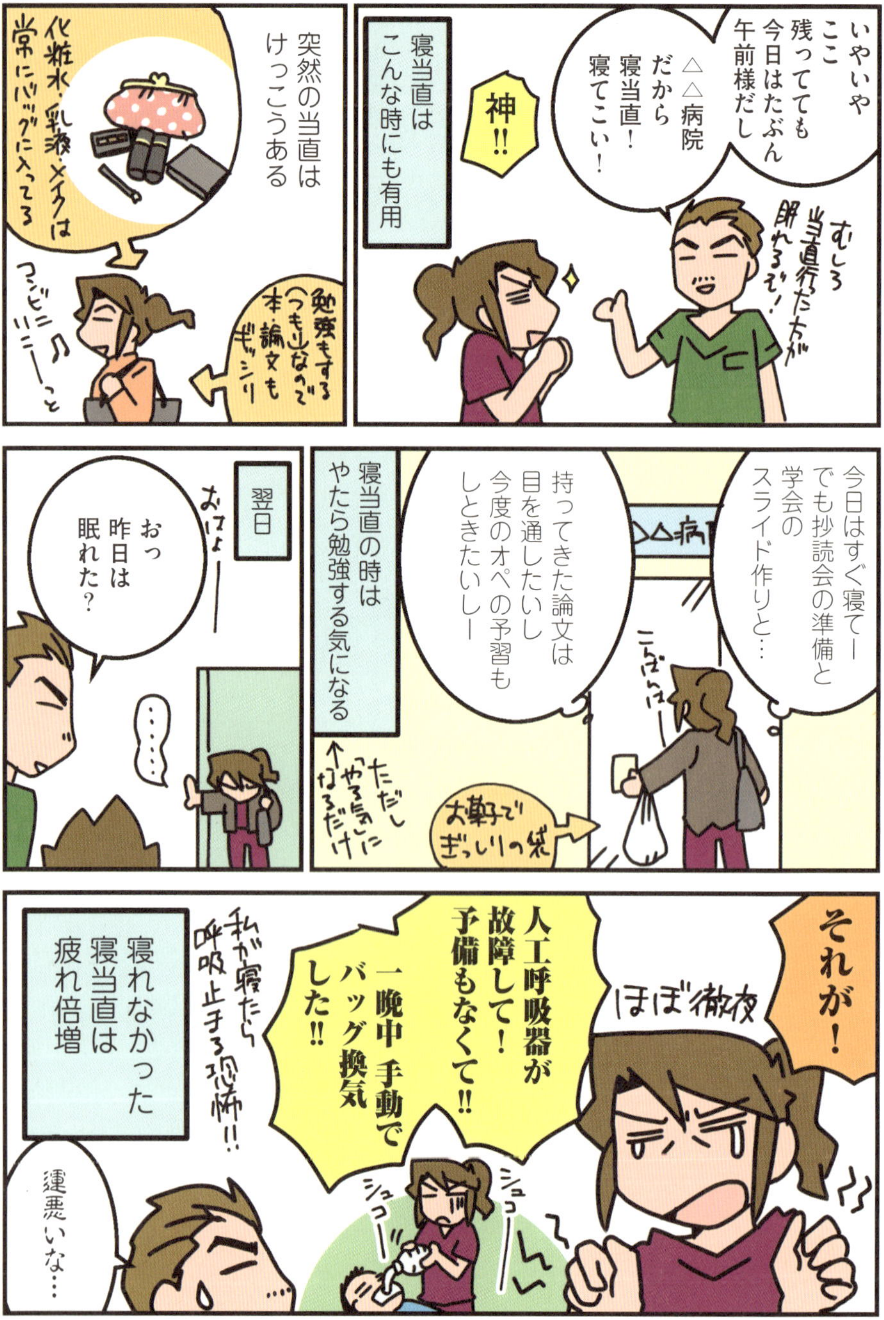
いやいや ここ 残ってても 今日はたぶん 午前様だし
△△病院 だから 寝当直！ 寝てこい！
むしろ 当直行った方が 眠れるぞ！
神!!
寝当直は こんな時にも有用
突然の当直は けっこうある
化粧水・乳液・メイクは 常にバッグに入ってる
勉強もする つもりなので 本・論文も ギッシリ
コンビニ
今日はすぐ寝てー でも抄読会の準備と 学会の スライド作りと…
持ってきた論文は 目を通したいし 今度のオペの予習も しときたいしー
こんばんはー
お菓子で ぎっしりの袋
寝当直の時は やたら勉強する気になる
ただし 「やる気」に なるだけ
翌日
おはよーー
おっ 昨日は 眠れた？
……
それが！
ほぼ徹夜
人工呼吸器が 故障して！ 予備もなくて!!
一晩中 手動で バッグ換気 した!!
シュコー
シュコー
私が寝たら 呼吸止まる恐怖!!
寝れなかった 寝当直は 疲れ倍増
運悪いな…

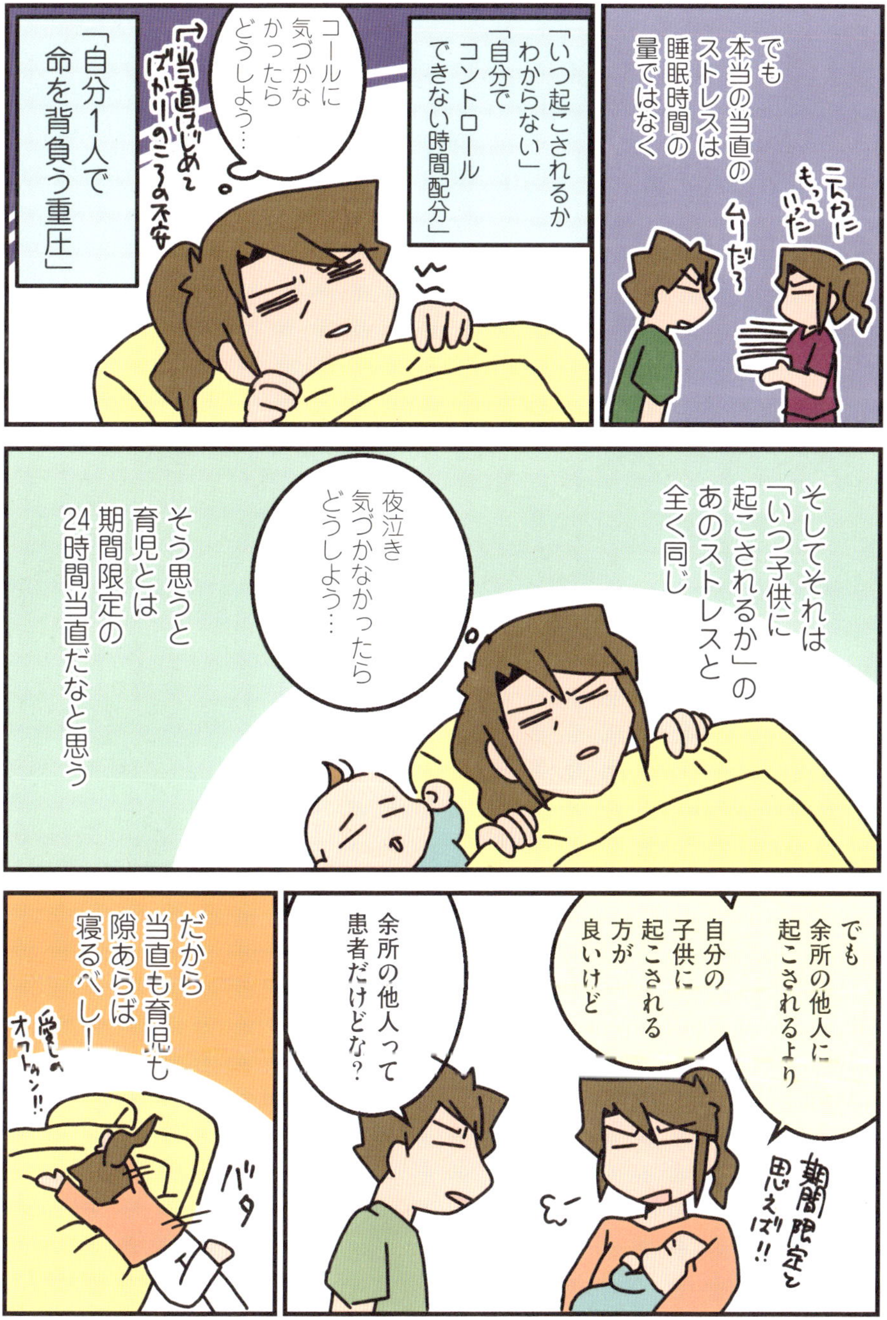
でも本当の当直のストレスは睡眠時間の量ではなく
こんなにもっていた
ムリだろ～
「いつ起こされるかわからない」「自分でコントロールできない時間配分」
コールに気づかなかったらどうしよう…
↑当直はじめてばかりのころの不安
「自分1人で命を背負う重圧」
そしてそれは「いつ子供に起こされるか」のあのストレスと全く同じ
夜泣き気づかなかったらどうしよう…
そう思うと育児とは期間限定の24時間当直だなと思う
でも余所の他人に起こされるより自分の子供に起こされる方が良いけど
期間限定と思えば!!
ふー
余所の他人って患者だけどな?
だから当直も育児も隙あらば寝るべし!
愛しのオフトゥン!!
バタ

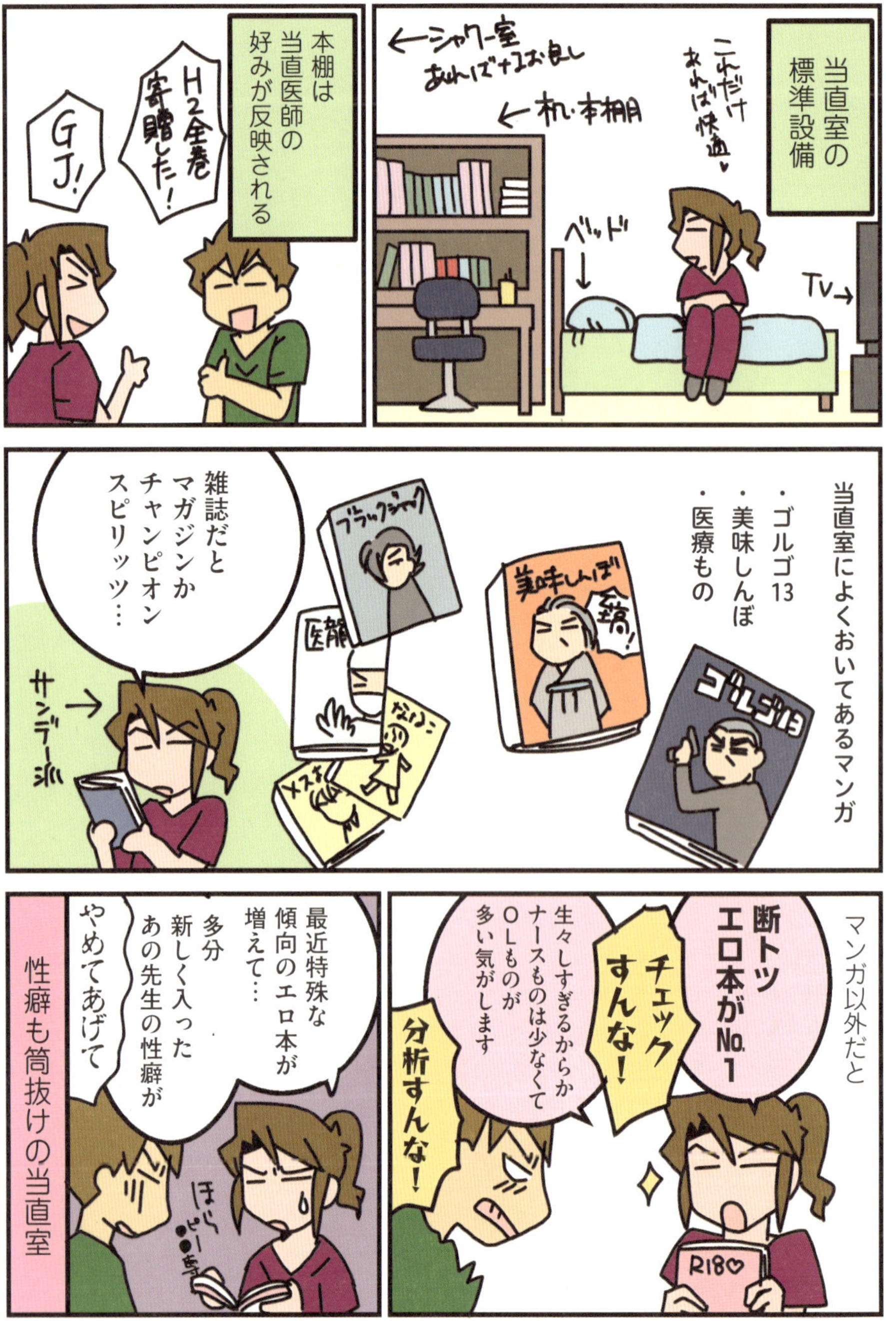
当直室の標準設備
これだけあれば快適♥
←シャワー室 あればなお良し
←机・本棚
ベッド
TV→
本棚は当直医師の好みが反映される
H2全巻寄贈した！
GJ！
当直室によくおいてあるマンガ
・ゴルゴ13
・美味しんぼ
・医療もの
ゴルゴ13
美味しんぼ
ブラックジャック
医龍
雑誌だとマガジンかチャンピオンスピリッツ…
サンデー派→
マンガ以外だと
断トツエロ本がNo.1
生々しすぎるからかナースものは少なくてOLものが多い気がします
チェックすんな！
分析すんな！
R18♡
最近特殊な傾向のエロ本が増えて…
多分新しく入ったあの先生の性癖が
やめてあげて
ほら
ピー●●系
性癖も筒抜けの当直室

Column.5 当直について思うこと

病院に入院している患者さんがいて、夜中に救急受診する患者さんがいる以上、どこかに必ず当直している医者がいます。勤務先や専門科や医者の人数によって変わりますが、例えば大学病院時代は大学当直が月7回、バイト当直が月4回、土曜昼から月曜朝までの2日連続当直が1日あって月に平均13日は当直に行っていました。外科より大変な産婦人科の弟は月に16回当直をしているとのこと…。ちなみに一般病院勤務の夫は月4回だし、クリニック勤務や開業医だと当直はゼロだし、私みたいに出産後は当直免除してもらっている人がいたりするわけです。当直に関しては私自身「誰かが肩代わりしている」「誰かにしわ寄せがいっている」意識はぬぐえません。「将来医者は余る」「今も過剰」なんて意見もありますが、一部の医者が踏ん張って頑張ってるだけでやっぱり足りてないんじゃないかなあ…。もう少し医者が増えて、みんなが少し余裕もって仕事ができれば、医者の過労死なんてなくなるのにな…なんて思います。

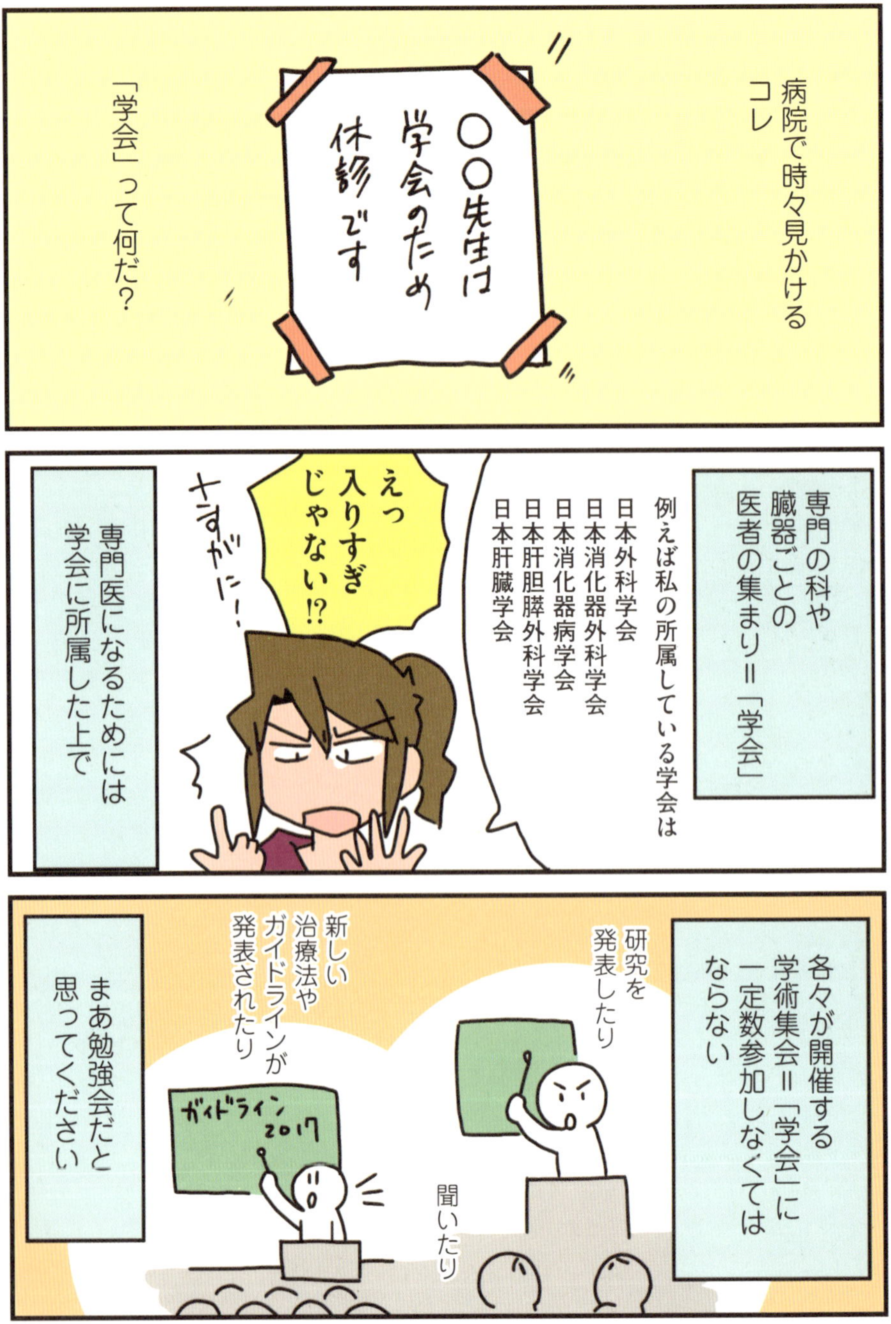
病院で時々見かけるコレ
○○先生は学会のため休診です
「学会」って何だ?
専門の科や臓器ごとの医者の集まり=「学会」
例えば私の所属している学会は
日本外科学会
日本消化器外科学会
日本消化器病学会
日本肝胆膵外科学会
日本肝臓学会
えっ入りすぎじゃない!?
さすがに!
専門医になるためには学会に所属した上で
各々が開催する学術集会=「学会」に一定数参加しなくてはならない
研究を発表したり
聞いたり
新しい治療法やガイドラインが発表されたり
ガイドライン2017
まあ勉強会だと思ってください

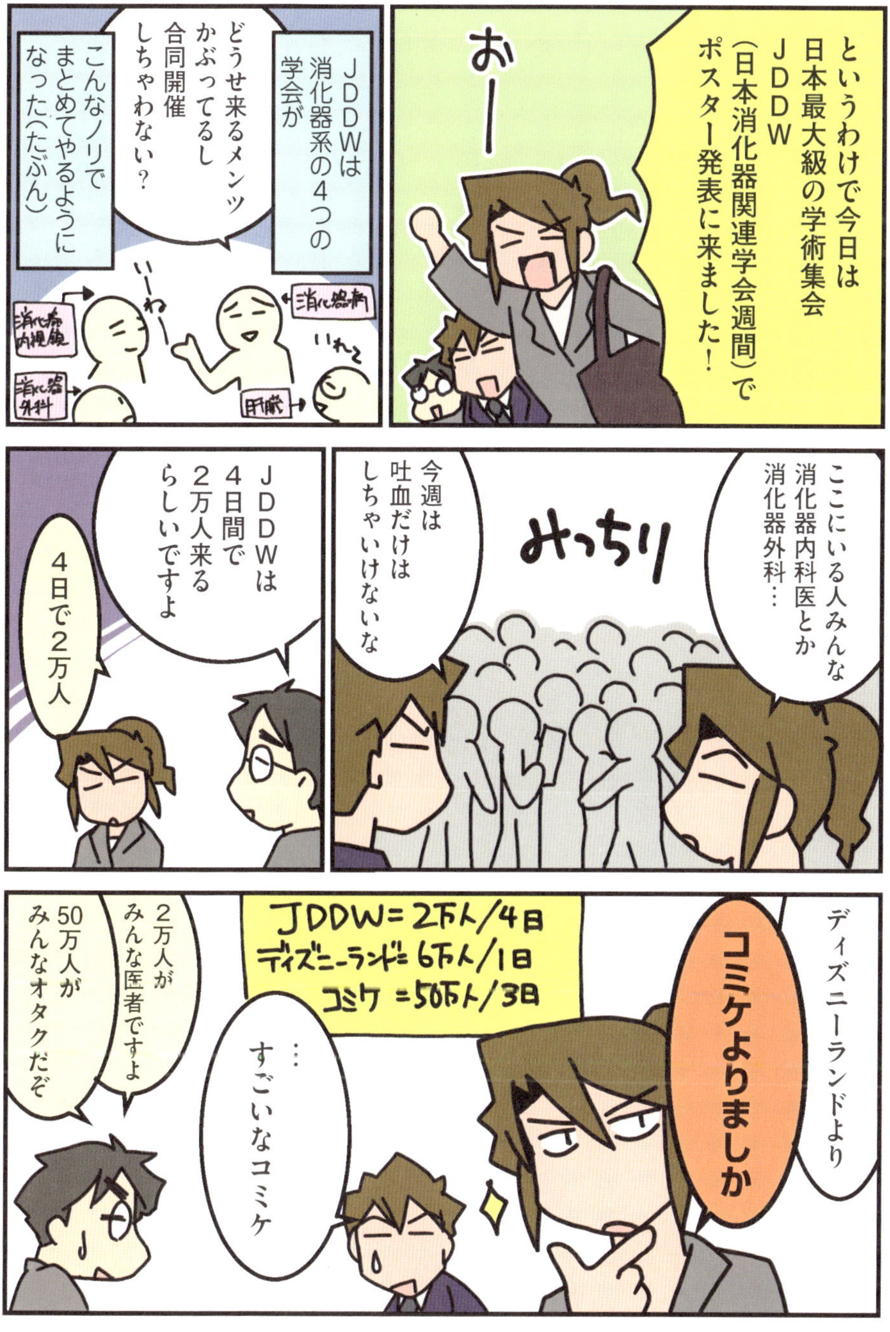
というわけで今日は日本最大級の学術集会JDDW（日本消化器関連学会週間）でポスター発表に来ました！
おーー
JDDWは消化器系の4つの学会が
どうせ来るメンツかぶってるし合同開催しちゃわない？
こんなノリでまとめてやるようになった（たぶん）
消化器病
いーねー
消化器内視鏡
消化器外科
いれて
肝臓
ここにいる人みんな消化器内科医とか消化器外科…
みっちり
今週は吐血だけはしちゃいけないな
JDDWは4日間で2万人来るらしいですよ
4日で2万人
ディズニーランドより
コミケよりましか
JDDW＝2万人/4日
ディズニーランド＝6万人/1日
コミケ＝50万人/3日
…すごいなコミケ
2万人がみんな医者ですよ
50万人がみんなオタクだぞ

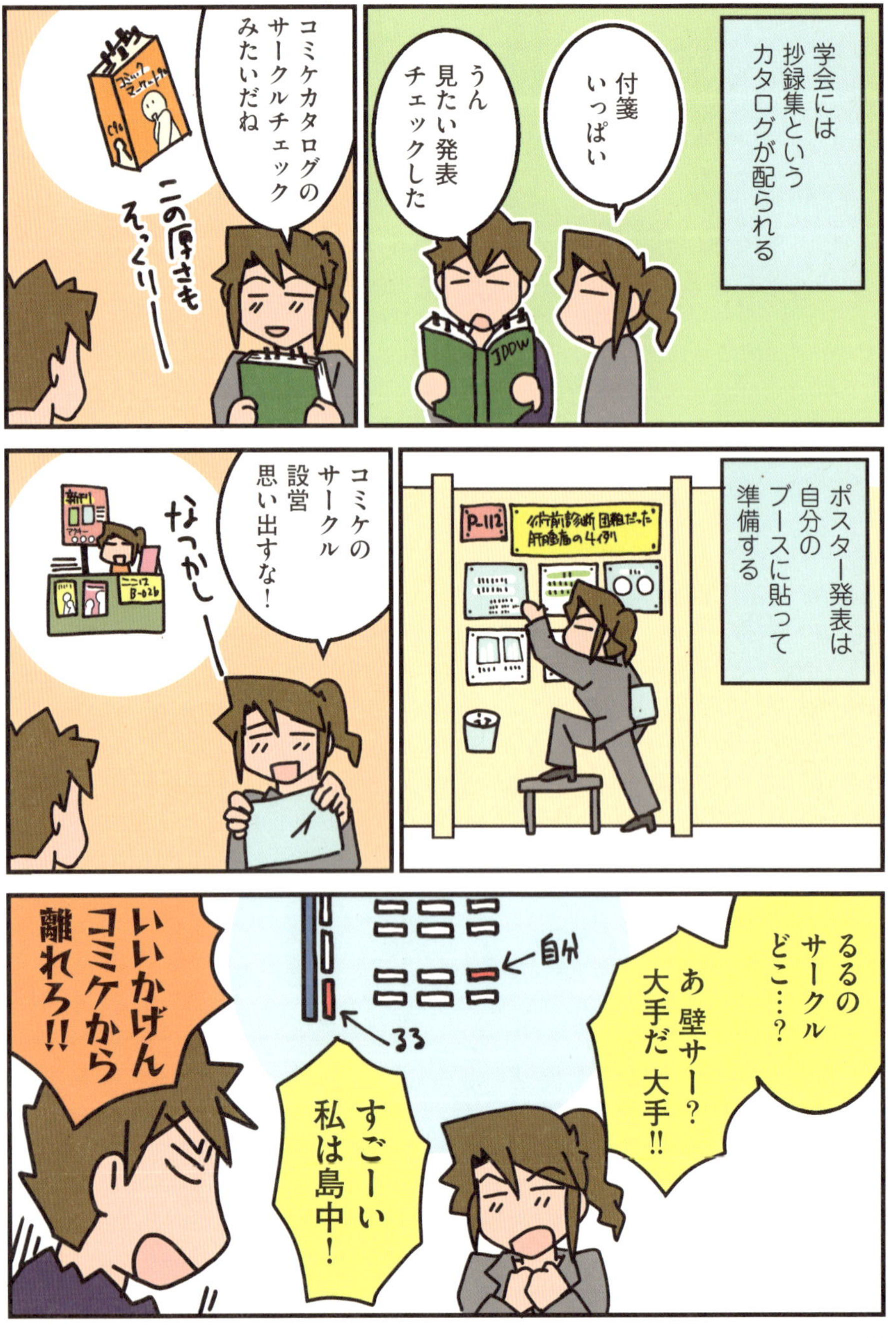
学会には抄録集というカタログが配られる
付箋いっぱい
うん見たい発表チェックした
JDDW
コミケカタログのサークルチェックみたいだね
コミックマーケット96
C96
この厚さもそっくりーー
ポスター発表は自分のブースに貼って準備する
P-112
術前診断困難だった肝腫瘍の4例
コミケのサークル設営思い出すな!
新刊
ここは B-026
なつかしーー
るるのサークルどこ…?
あ 壁サー? 大手だ 大手!!
自分
るる
すごーい 私は島中!
いいかげんコミケから離れろ!!

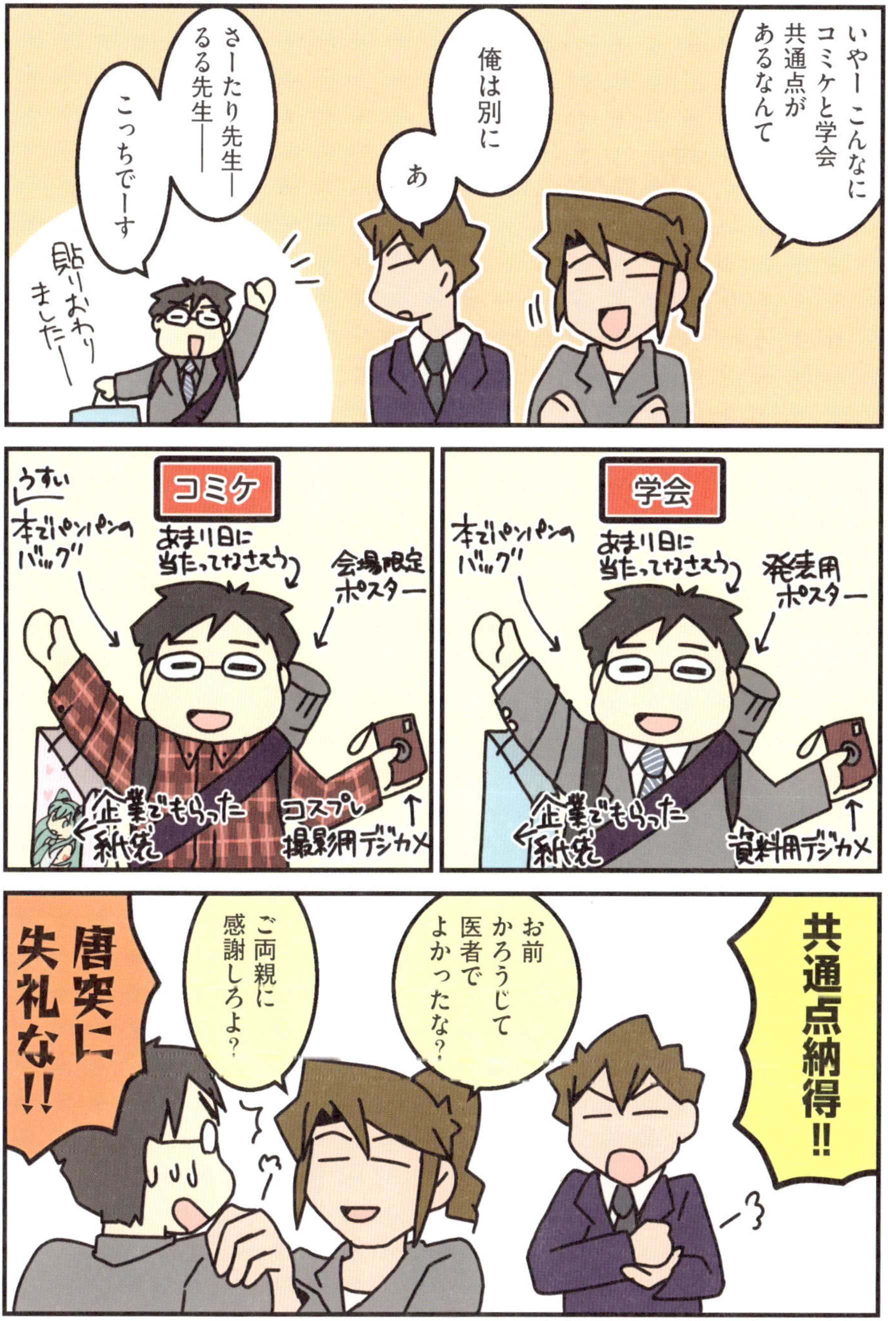
いやー こんなにコミケと学会共通点があるなんて
俺は別に
あ
さーたり先生ー
るる先生ーー
こっちでーす
貼りおわりましたーー
学会
本でパンパンのバッグ
あまり日に当たってなさそう
発表用ポスター
企業でもらった紙袋
資料用デジカメ
コミケ
うすい
本でパンパンのバッグ
あまり日に当たってなさそう
会場限定ポスター
企業でもらった紙袋
コスプレ撮影用デジカメ
共通点納得!!
お前かろうじて医者でよかったな?
ご両親に感謝しろよ?
唐突に失礼な!!

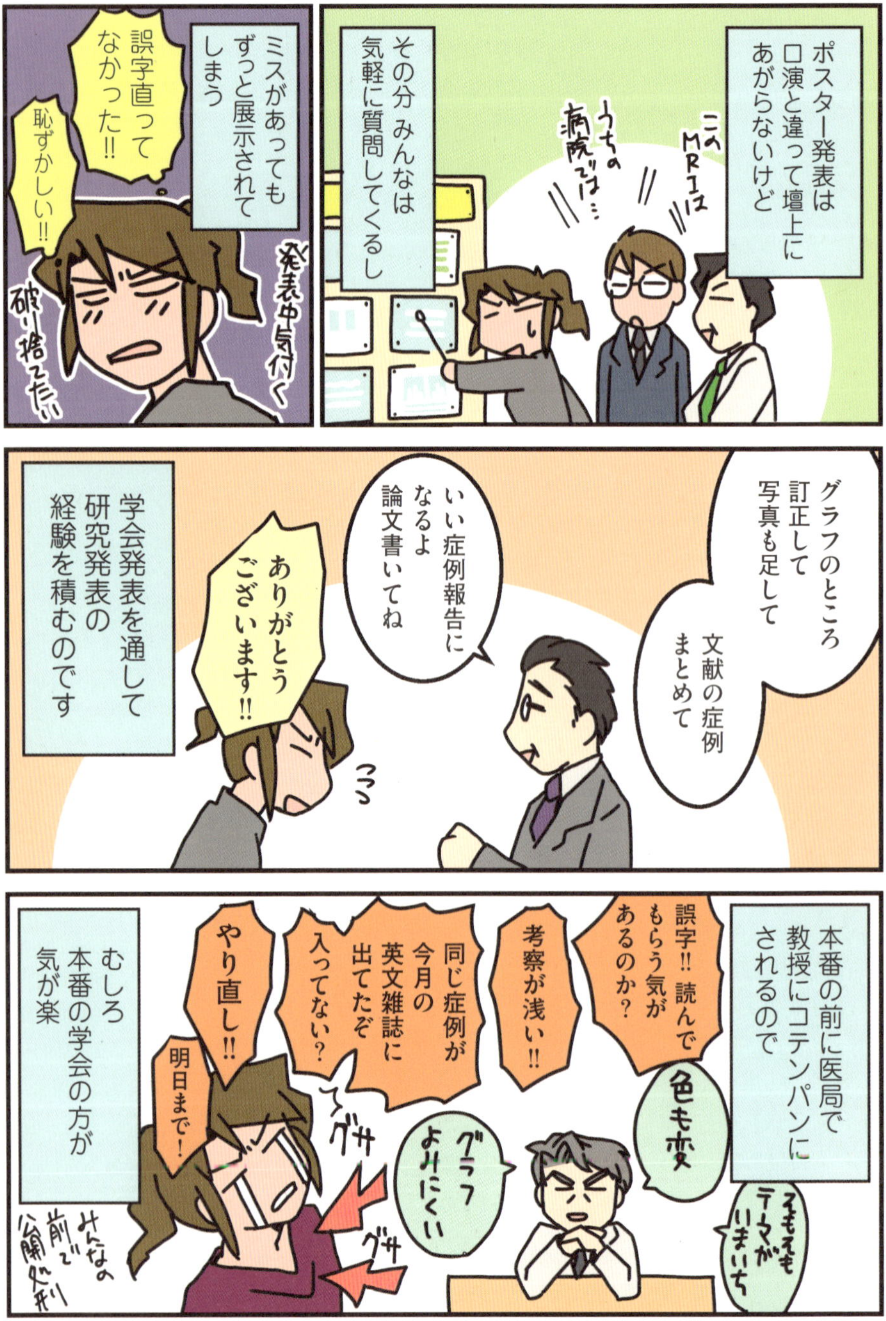
ポスター発表は口演と違って壇上にあがらないけど
このMRIは
うちの病院では…
その分 みんなは気軽に質問してくるし
ミスがあってもずっと展示されてしまう
誤字直ってなかった!!
恥ずかしい!!
発表中気付く
破り捨てたい
グラフのところ訂正して写真も足して
文献の症例まとめて
いい症例報告になるよ論文書いてね
ありがとうございます!!
学会発表を通して研究発表の経験を積むのです
本番の前に医局で教授にコテンパンにされるので
誤字!! 読んでもらう気があるのか?
色も変
そもそもテーマがいまいち
考察が浅い!!
同じ症例が今月の英文雑誌に出てたぞ入ってない?
グラフよみにくい
グサ
やり直し!!
明日まで!
グサ
むしろ本番の学会の方が気が楽
みんなの前で公開処刑

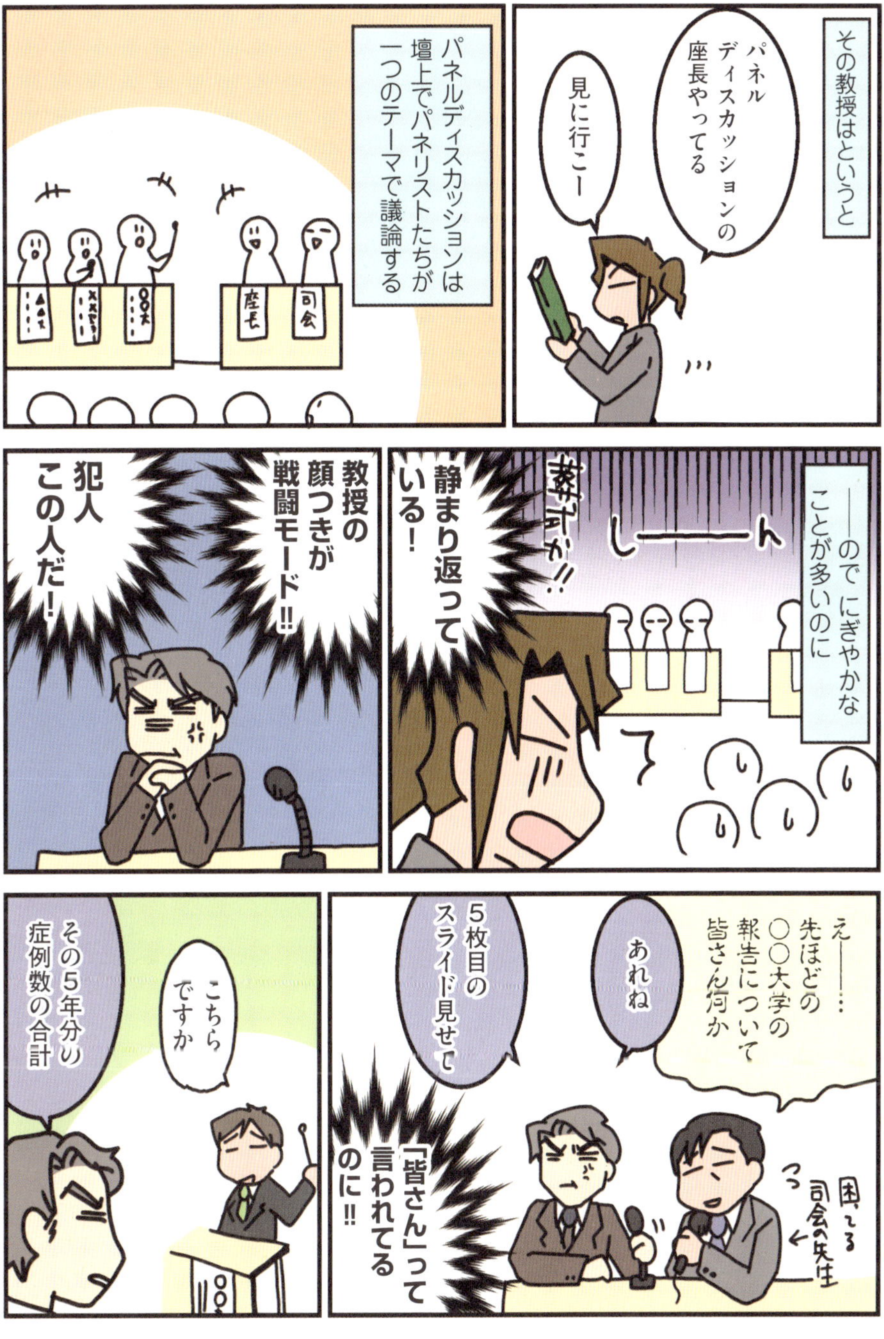
その教授はというと
パネルディスカッションの座長やってる
見に行こー
パネルディスカッションは壇上でパネリストたちが一つのテーマで議論する
座長
司会
——のでにぎやかなことが多いのに
しーーーん
静まり返っている!
葬式か!!
教授の顔つきが戦闘モード!!
犯人この人だ!
え——…先ほどの○○大学の報告について皆さん何か
あれね
5枚目のスライド見せて
困ってる司会の先生
「皆さん」って言われてるのに!!
こちらですか
その5年分の症例数の合計

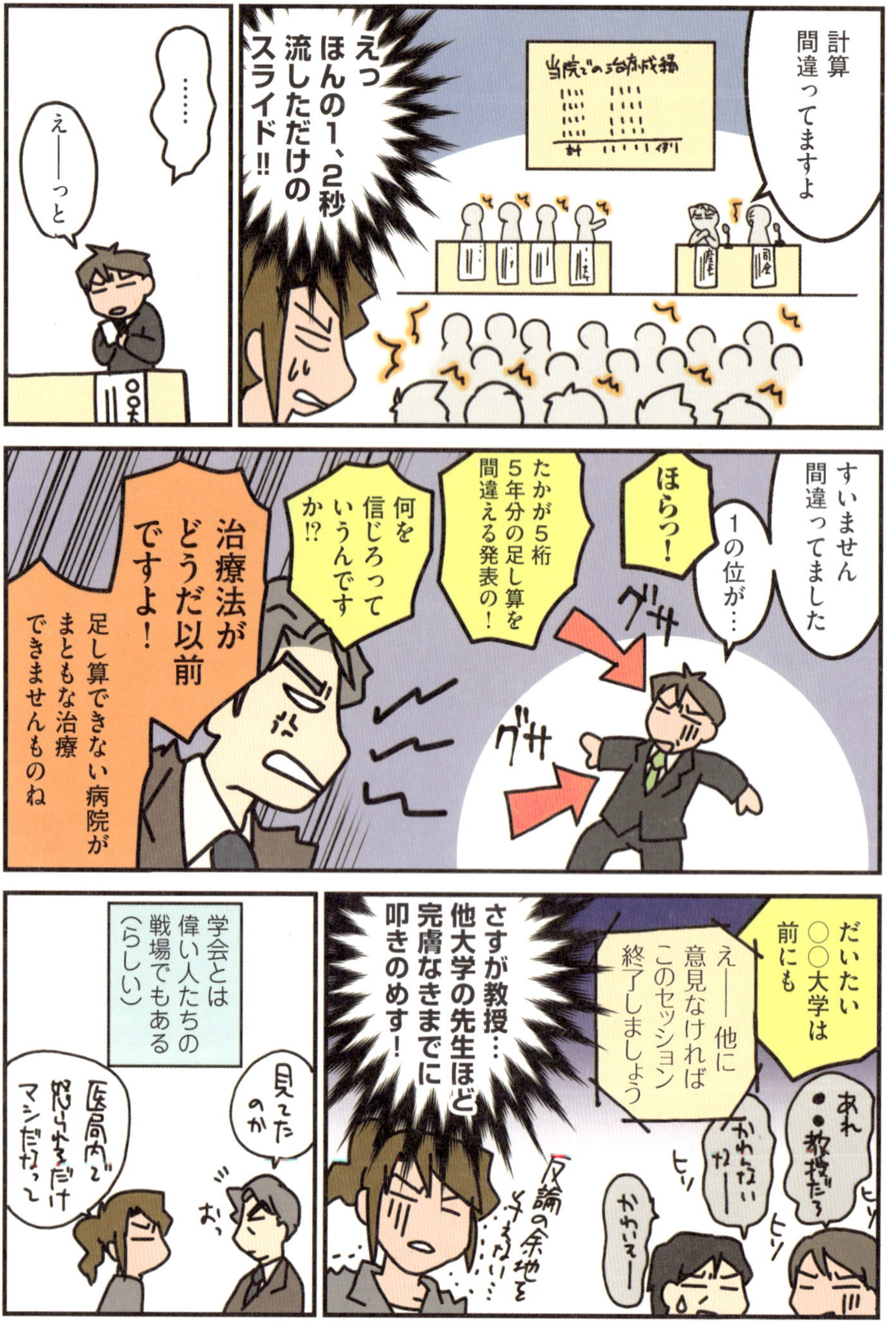
計算間違ってますよ
当院での治療成績
座長
司会
えっ ほんの1、2秒流しただけのスライド!!
……
え——っと
すいません間違ってました
1の位が…
ほらっ!
グサ
グサ
たかが5桁5年分の足し算を間違える発表の!
何を信じろっていうんですか!?
治療法がどうだ以前ですよ!
足し算できない病院がまともな治療できませんものね
だいたい○○大学は前にも
え—— 他に意見なければこのセッション終了しましょう
あれ・・教授だろ
ヒソ
ヒソ
かわんないなー
ヒソ
かわいそー
さすが教授…他大学の先生ほど完膚なきまでに叩きのめす!
反論の余地を与えない……
学会とは偉い人たちの戦場でもある(らしい)
見てたのか
おっ
医局内で怒られるだけマシだなって

Column.6 学会で町おこし

学会参加のひそかな楽しみは、夜に名物料理を食べたり帰りに観光したり…というところがあるのですが、大きな学会は広い会場が必要になるため、学会の開催地が限られてきます。東京、横浜、神戸、福岡、幕張…。だいたい決まった場所なので「また横浜か…」とちょっと思ってしまいます。そこで小規模な学会を誘致して町おこしをしよう！ という自治体が増えているのだとか。学会に参加する医者はだいたい宿泊するし、となると夜に食事しに街に出てくるし、普段食べれないものを！ と財布の紐も簡単に緩むし、すぐタクシー乗っちゃうし、医局や家族にお土産は必須だし…とどんどんお金を落としてくれるから町おこしにうってつけだそうです。学会会場にお土産屋さんが出店したり、学会会場発のツアー企画なども最近は見かけます。正直いって私も、学会開催地を見てどの学会に参加するかを決めたりしていました（笑）。子供が生まれてからはアクセス重視になってしまいましたが…。

学会発表の
医者あるある

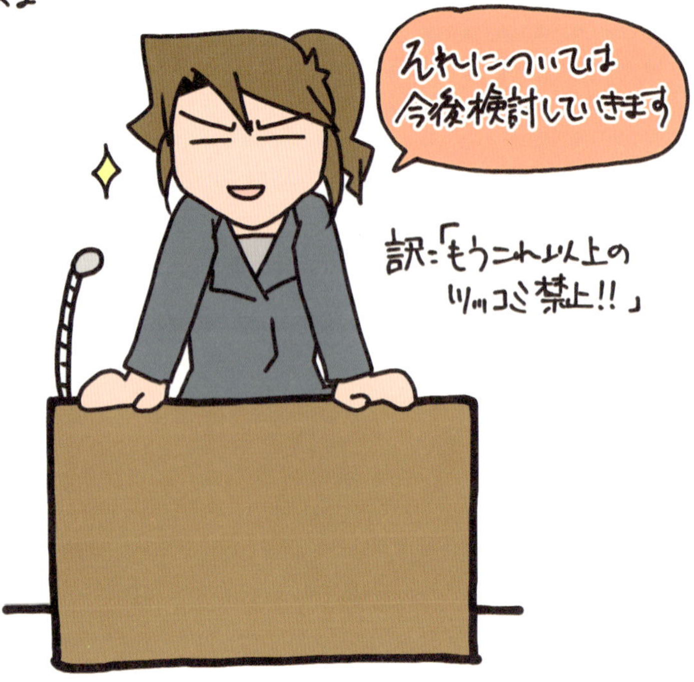
それについては
今後検討していきます
訳：「もうこれ以上の
ツッコミ禁止!!」

Episode.3

外科医がオタクで何が悪い？

FUJOY'S DOCTOR ROAD!

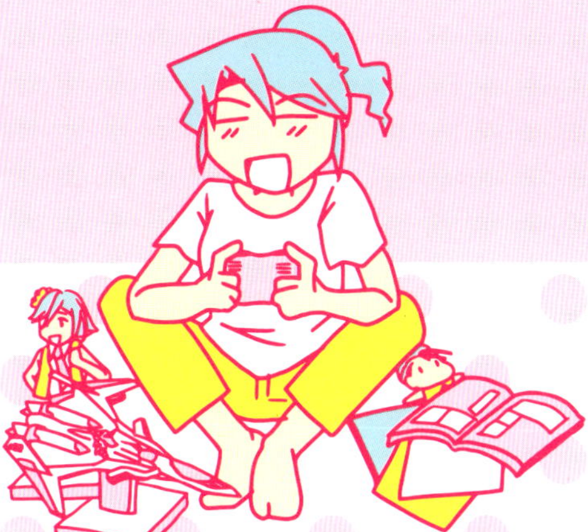

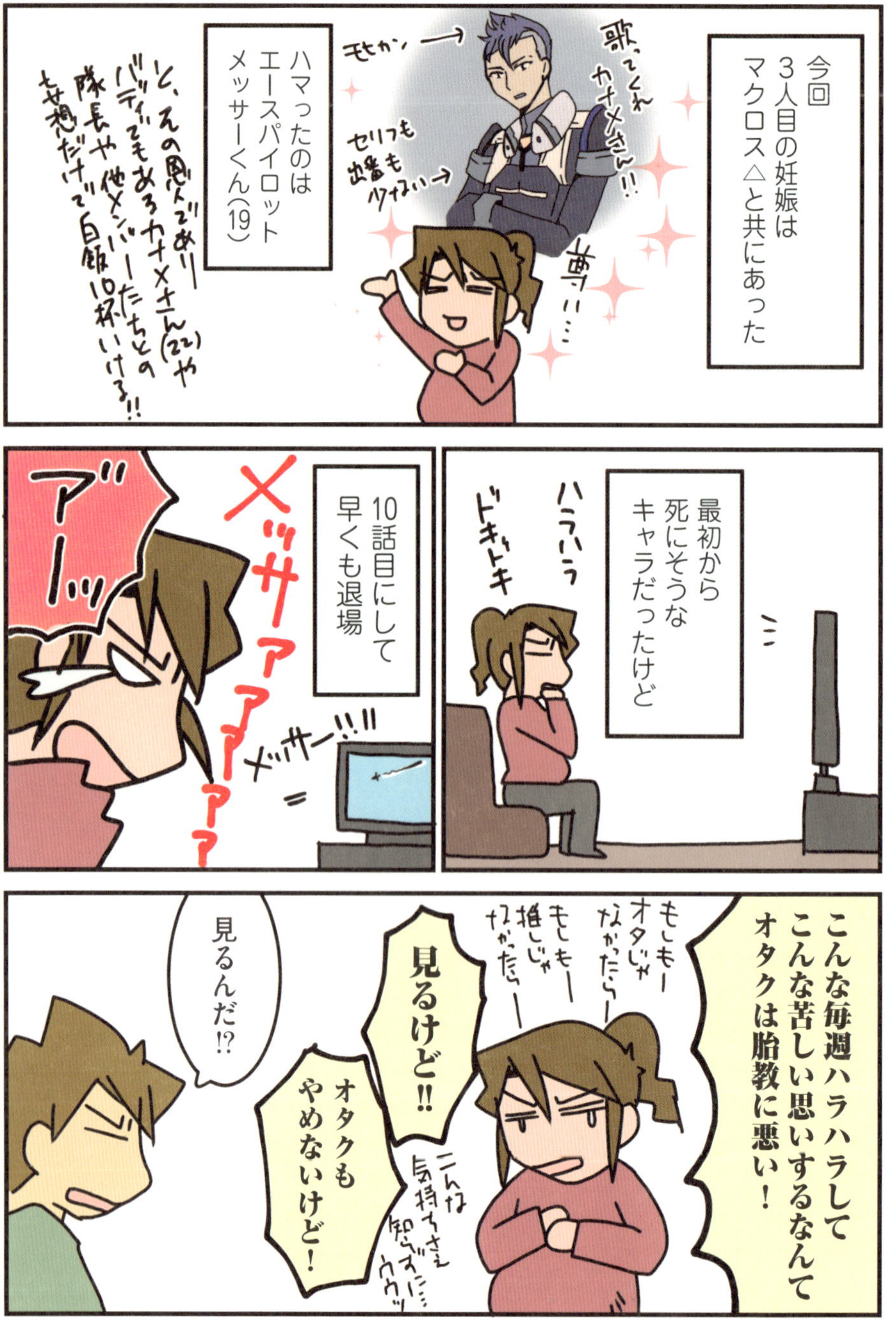
今回
3人目の妊娠は
マクロス△と共にあった
歌ってくれ
カナメさん!!
尊い…
モヒカン
セリフも
出番も
少ない
ハマったのは
エースパイロット
メッサーくん(19)
と、その恩人であり
バディでもあるカナメさん(22)や
隊長や他メンバーたちとの
妄想だけで白飯10杯いける!!
最初から
死にそうな
キャラだったけど
ハラハラ
ドキドキ
10話目にして
早くも退場
ア゛ーーッ
メッサアアアアア
メッサーー!!!
こんな毎週ハラハラして
こんな苦しい思いするなんて
オタクは胎教に悪い!
もしもー
オタじゃ
なかったらー
もしもー
推しじゃ
なかったらーー
見るけど!!
オタクも
やめないけど!
こんな
気持ちさえ
知らずに…
ウウッ
見るんだ!?

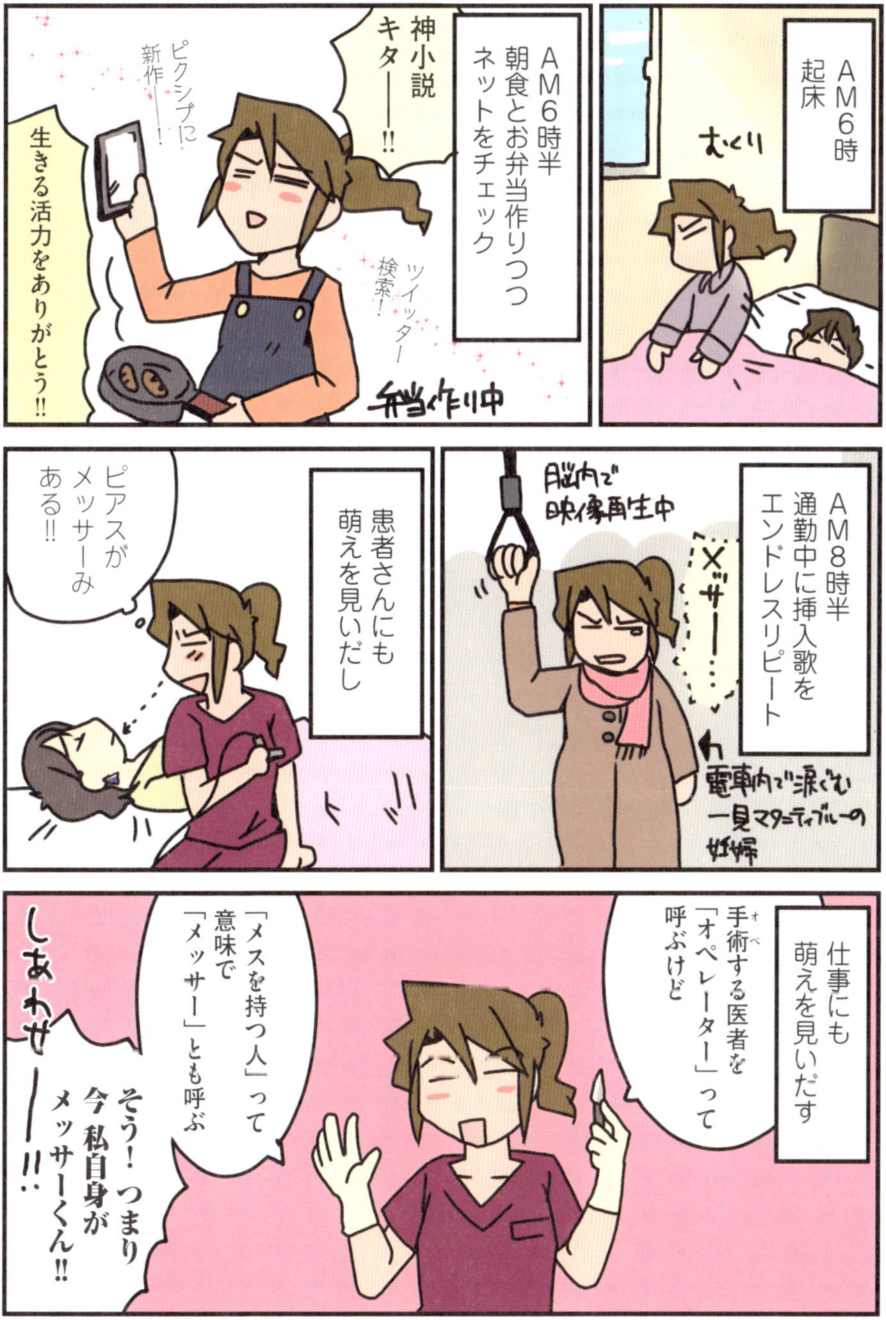
AM6時
起床
むくり
AM6時半
朝食とお弁当作りつつ
ネットをチェック
神小説
キターーー!!
ピクシブに
新作ーー!
ツイッター
検索!
生きる活力をありがとう!!
弁当作り中
AM8時半
通勤中に挿入歌を
エンドレスリピート
脳内で
映像再生中
メッサー……
電車内で涙ぐむ
一見マタニティブルーの
妊婦
患者さんにも
萌えを見いだし
ピアスが
メッサーみ
ある!!
仕事にも
萌えを見いだす
手術《オペ》する医者を
「オペレーター」って
呼ぶけど
「メスを持つ人」って
意味で
「メッサー」とも呼ぶ
そう! つまり
今私自身が
メッサーくん!!
しあわせーー!!

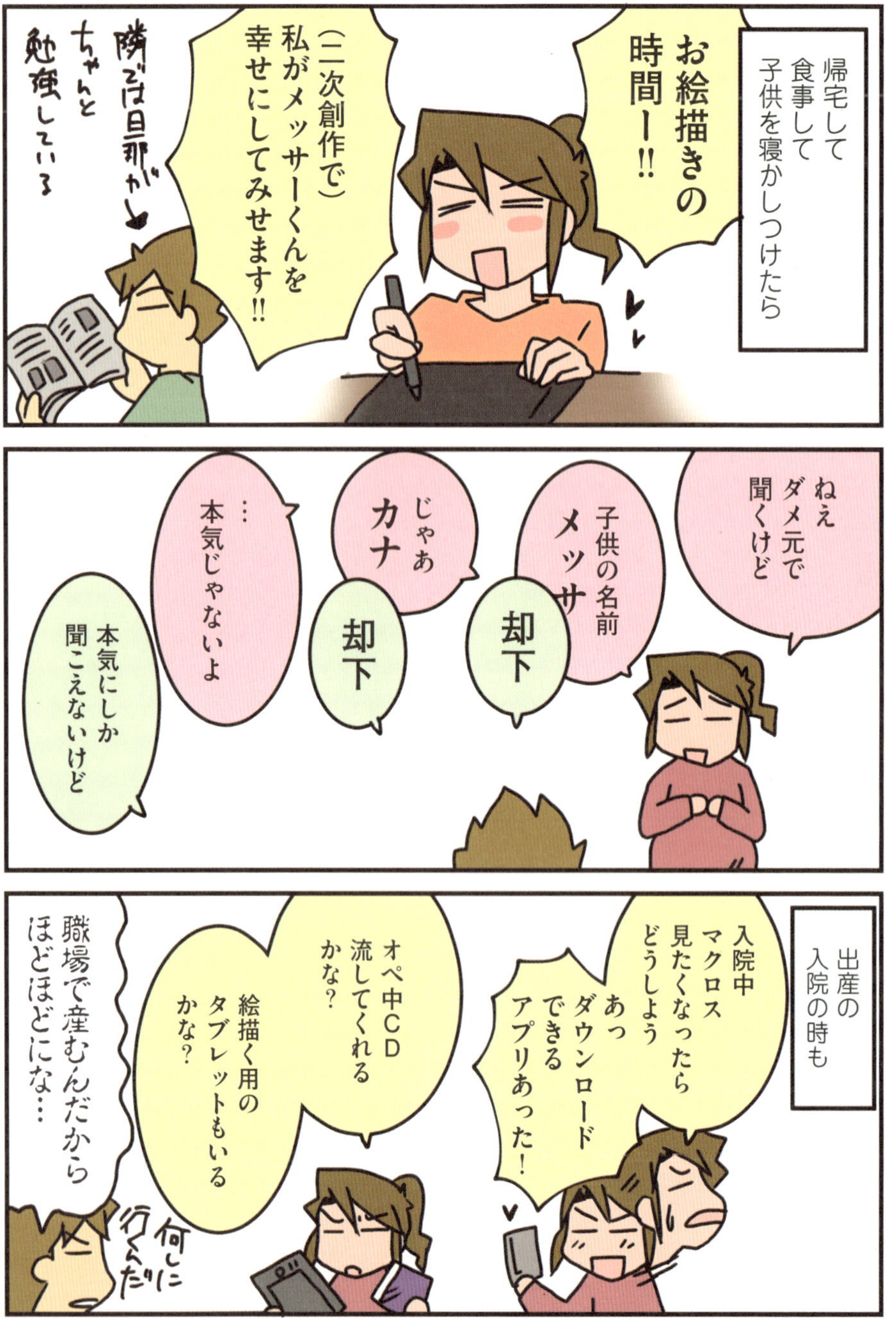
帰宅して食事して子供を寝かしつけたら
お絵描きの時間ー!!
(二次創作で)私がメッサーくんを幸せにしてみせます!!
隣では旦那がちゃんと勉強している
ねえダメ元で聞くけど
子供の名前メッサ
却下
じゃあカナ
却下
…本気じゃないよ
本気にしか聞こえないけど
出産の入院の時も
入院中マクロス見たくなったらどうしよう
あっダウンロードできるアプリあった!
オペ中CD流してくれるかな?
絵描く用のタブレットもいるかな?
職場で産むんだからほどほどにな…
何しに行くんだ

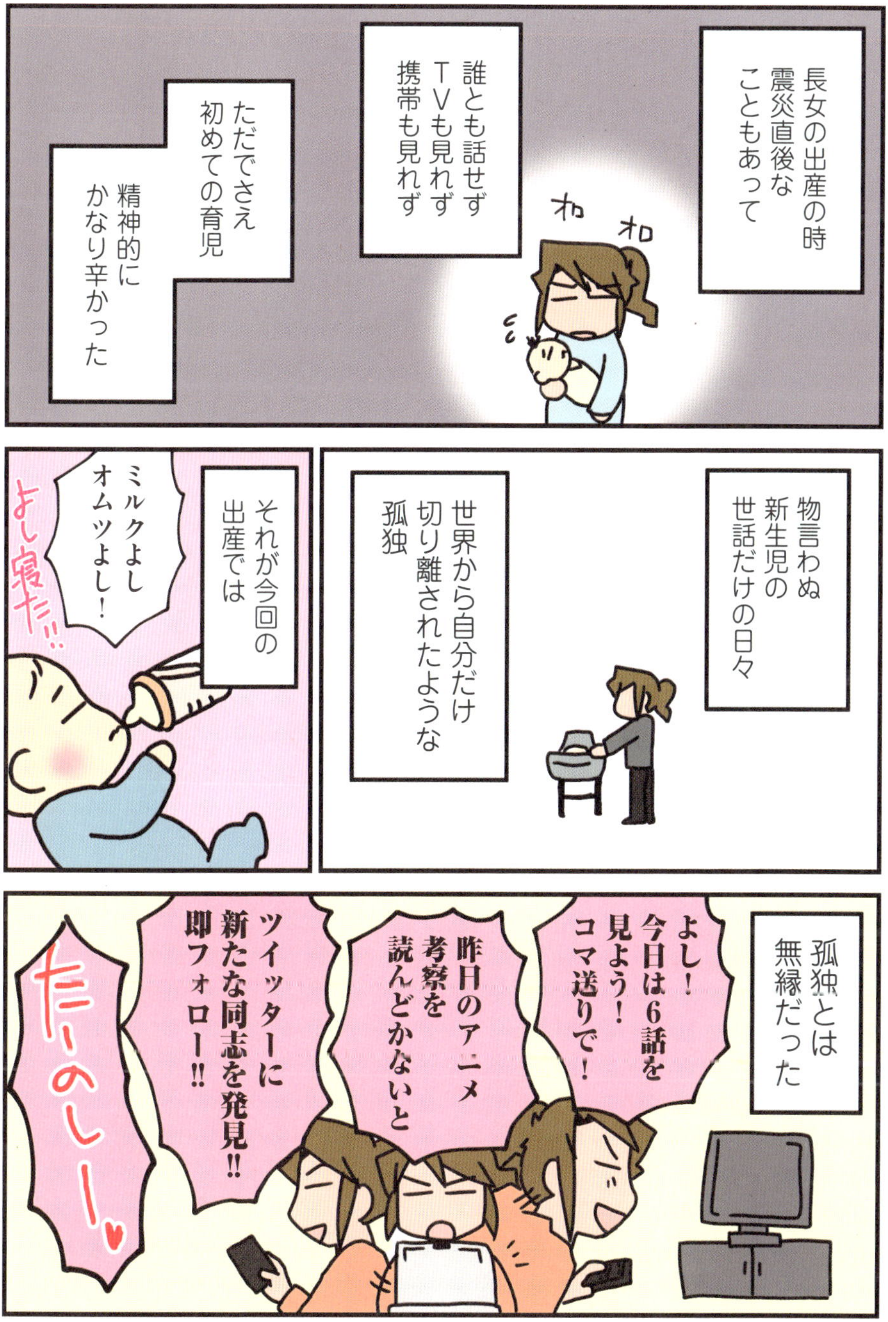
長女の出産の時
震災直後な
こともあって
オロ オロ
誰とも話せず
TVも見れず
携帯も見れず
ただでさえ
初めての育児
精神的に
かなり辛かった
物言わぬ
新生児の
世話だけの日々
世界から自分だけ
切り離されたような
孤独
それが今回の
出産では
ミルクよし
オムツよし！
よし寝た!!
孤独とは
無縁だった
よし！
今日は6話を
見よう！
コマ送りで！
昨日のアニメ
考察を
読んどかないと
ツイッターに
新たな同志を発見!!
即フォロー!!
たーのしー♥

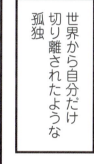

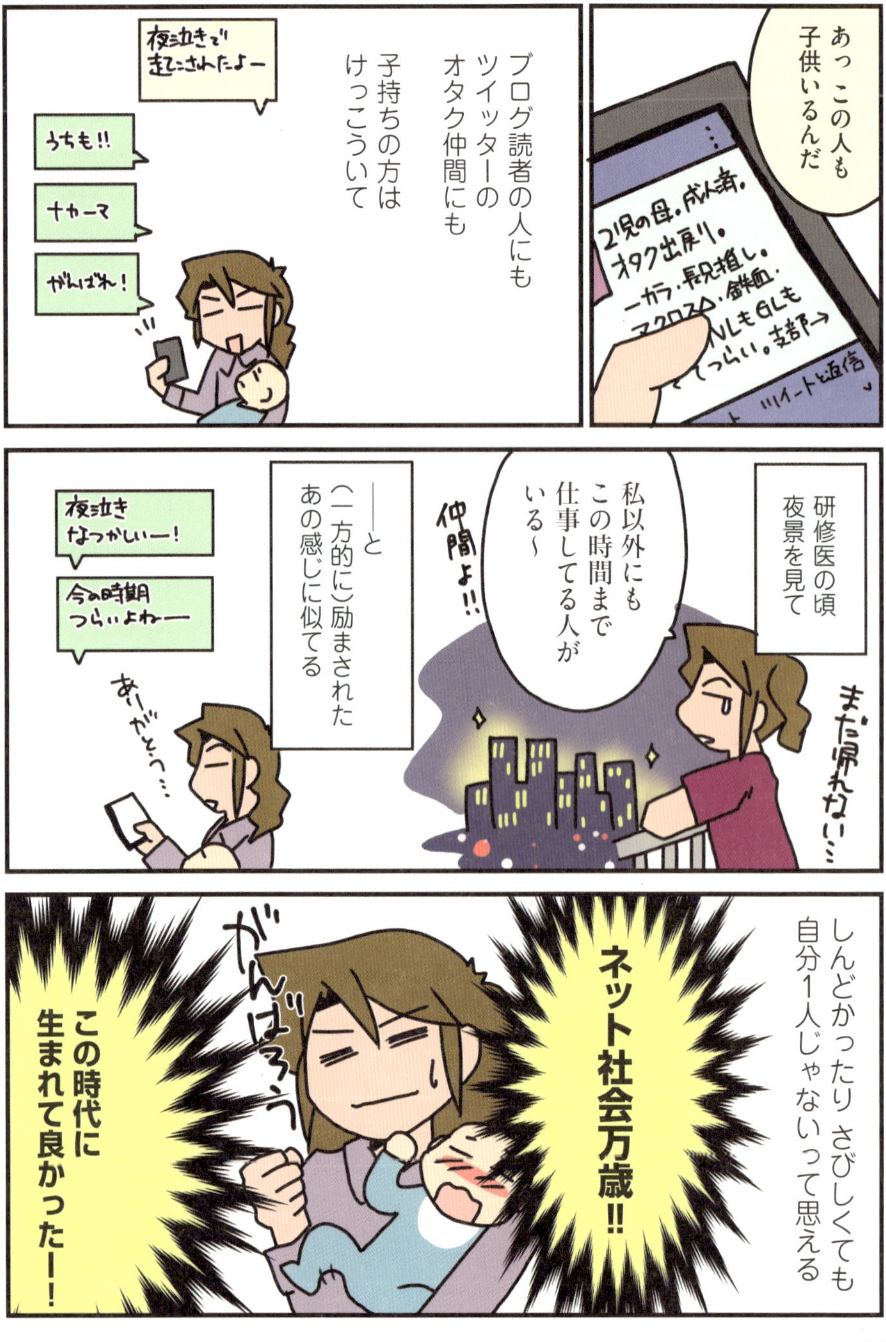
あっ この人も 子供いるんだ
2児の母。成人済。
オタク出戻り。
ーカラ・長兄推し。
マクロスΔ・鉄血・
NLもGLも
てつらい。支部→
ツイートと返信
ブログ読者の人にも ツイッターのオタク仲間にも 子持ちの方は けっこういて
夜泣きで 起こされたよー
うちも!!
ナカーマ
がんばれ!
研修医の頃 夜景を見て
まだ帰れない…
私以外にも この時間まで 仕事してる人が いる～
仲間よ!!
――と (一方的に)励まされた あの感じに似てる
夜泣き なつかしいー!
今の時期 つらいよねー
ありがとう…
しんどかったり さびしくても 自分1人じゃないって思える
ネット社会万歳!!
がんばろう
この時代に 生まれて良かったー!

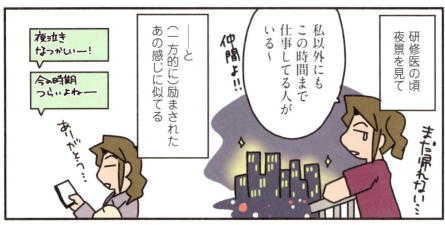

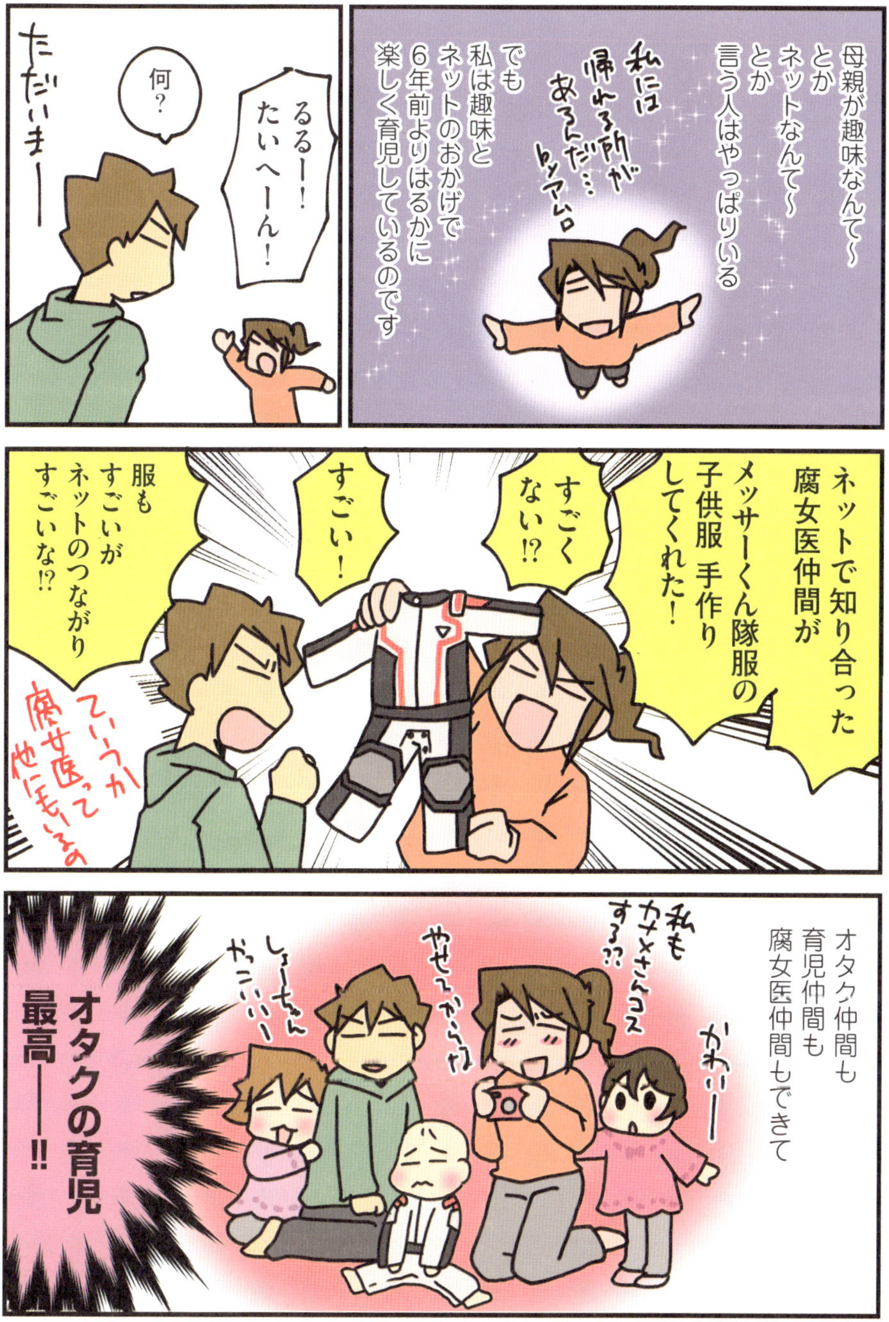
母親が趣味なんて〜
とか
ネットなんて〜
とか
言う人はやっぱりいる
私には帰れる所があるんだ…
byアムロ
でも私は趣味とネットのおかげで6年前よりはるかに楽しく育児しているのです
るるー！ たいへーん！
何？
ただいまーー
ネットで知り合った腐女医仲間がメッサーくん隊服の子供服 手作りしてくれた！
すごくない!?
すごい！
服もすごいがネットのつながりすごいな!?
ていうか腐女医って他にもいるの
オタク仲間も育児仲間も腐女医仲間もできて
かわいーー
私もカナメさんコスする??
やせてからな
しょーちゃんかっこいいー
オタクの育児最高ーー!!

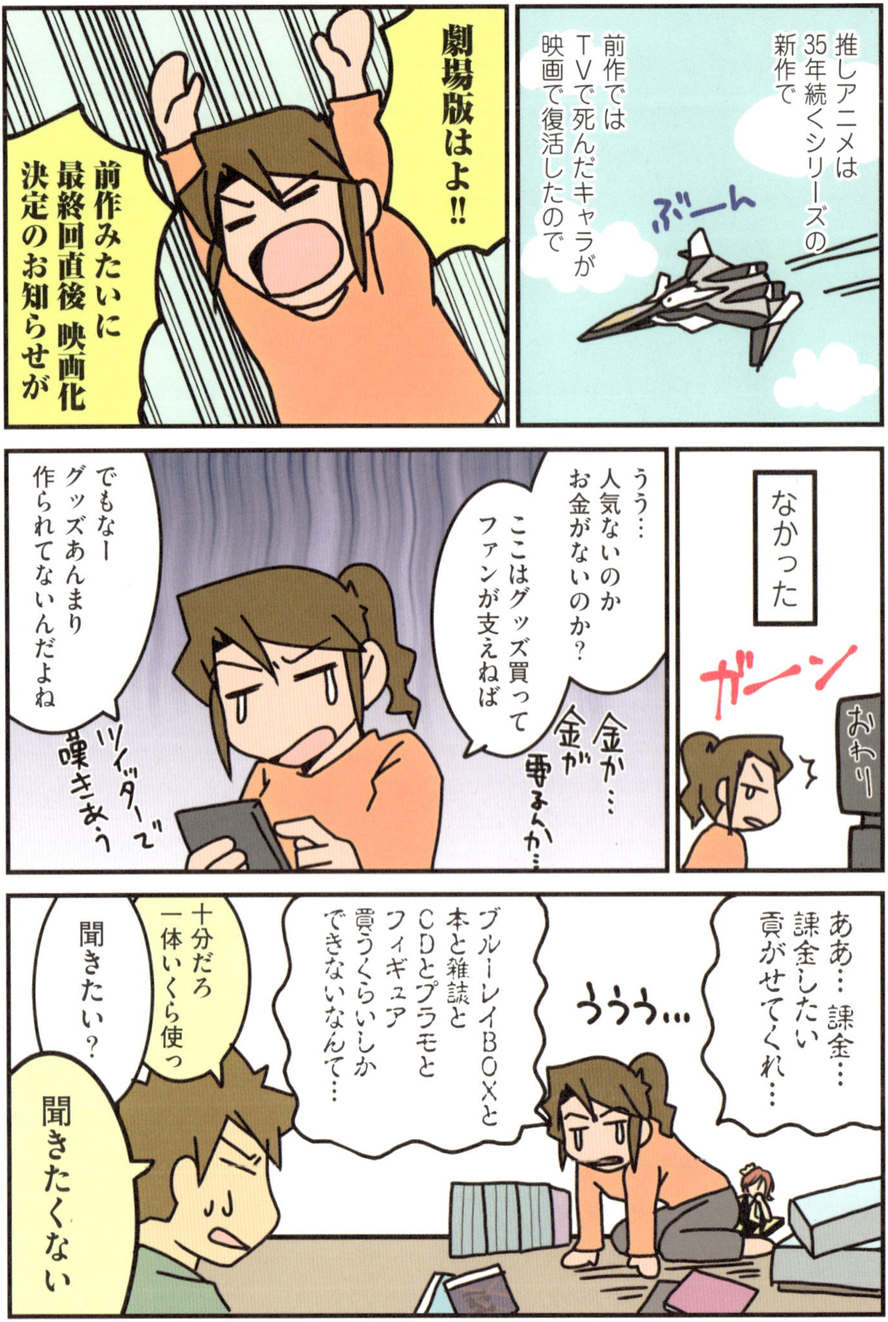
推しアニメは35年続くシリーズの新作で
前作ではTVで死んだキャラが映画で復活したので
ぶーん
劇場版はよ!!
前作みたいに最終回直後 映画化決定のお知らせが
なかった
ガーン
おわり
うう… 人気ないのかお金がないのか?
ここはグッズ買ってファンが支えねば
金か…
金が要るんか…
でもなーグッズあんまり作られてないいんだよね
ツイッターで嘆きあう
ああ… 課金… 課金したい 貢がせてくれ…
ううう…
ブルーレイBOXと本と雑誌とCDとプラモとフィギュア買うくらいしかできないなんて…
十分だろ 一体いくら使っ
聞きたい?
聞きたくない

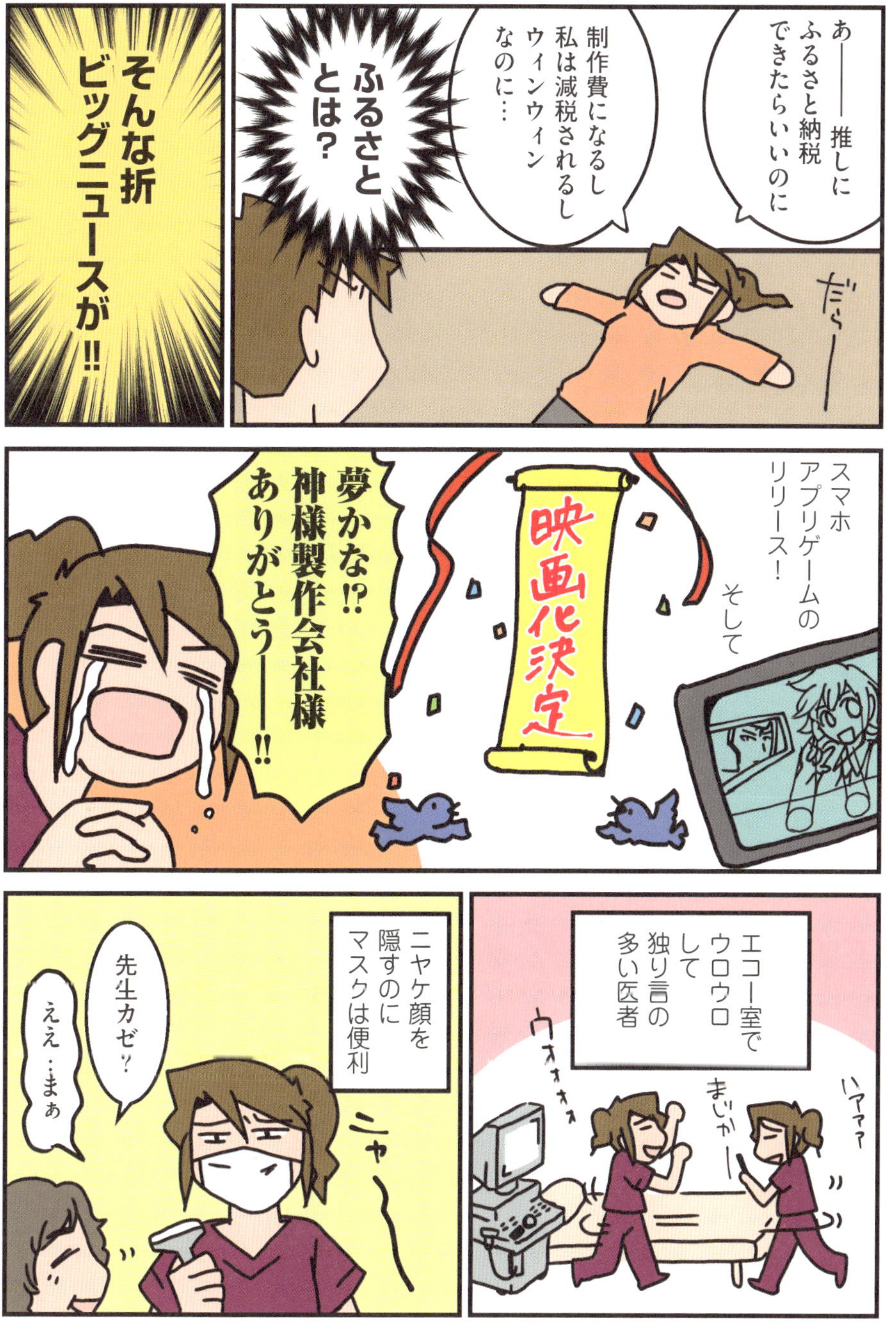
あ――推しにふるさと納税できたらいいのに
制作費になるし私は減税されるしウィンウィンなのに…
だら～
ふるさととは？
そんな折ビッグニュースが!!
スマホアプリゲームのリリース！
そして
映画化決定
夢かな!? 神様製作会社様ありがとう――!!
エコー室でウロウロして独り言の多い医者
ハアアア
まじかー
ウオォォォォ
ニヤケ顔を隠すのにマスクは便利
ニャ～
先生カゼ？
ええ…まぁ

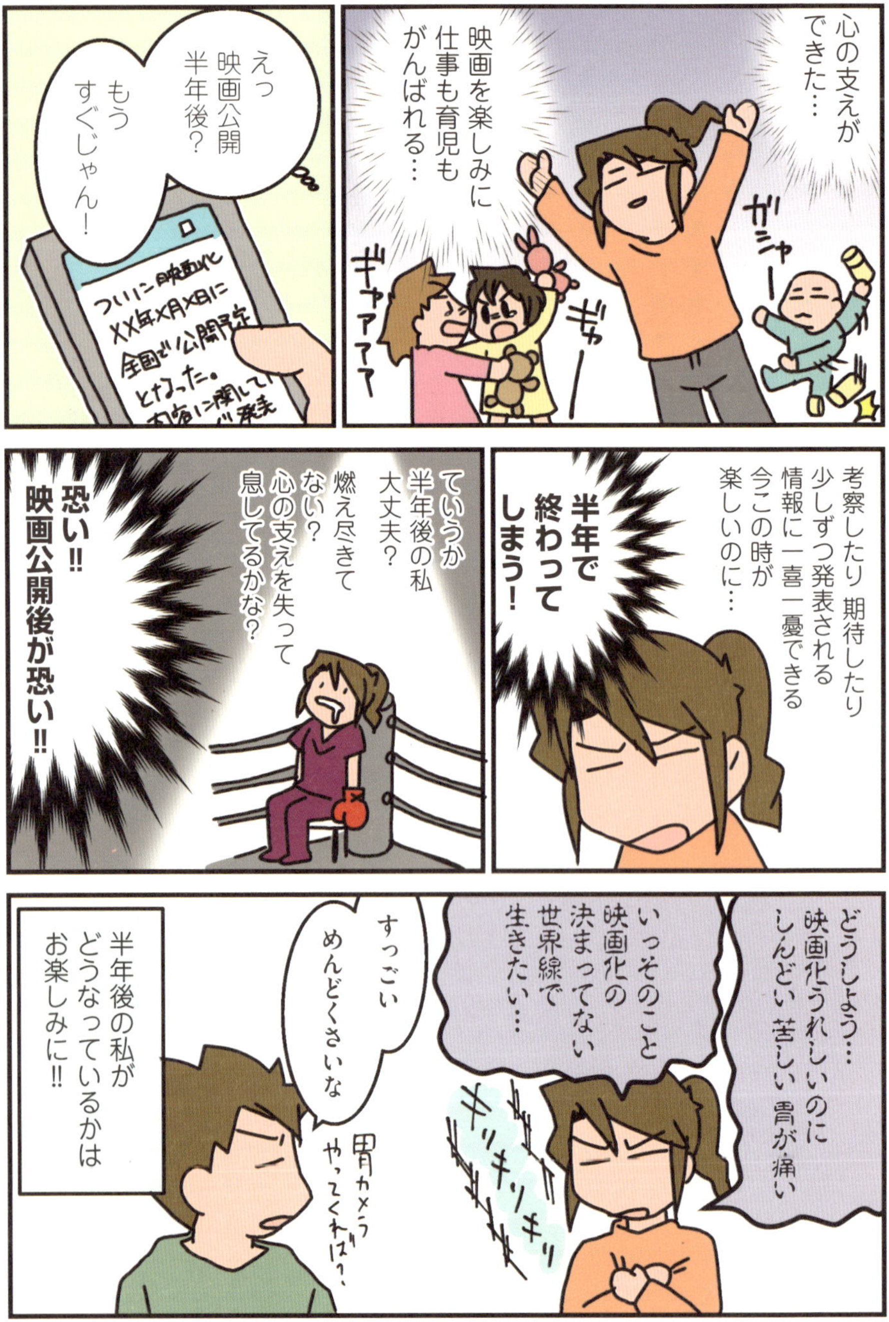

心の支えができた…
映画を楽しみに仕事も育児もがんばれる…
ガシャー
ギャー
ギャアアアア
えっ映画公開半年後？もうすぐじゃん！
ついに映画化
XX年X月X日に
全国で公開予定
となった。
内容に関して
考察したり 期待したり少しずつ発表される情報に一喜一憂できる今この時が楽しいのに…
半年で終わってしまう！
ていうか半年後の私大丈夫？燃え尽きてない？心の支えを失って息してるかな？
恐い!! 映画公開後が恐い!!
どうしよう…映画化うれしいのにしんどい 苦しい 胃が痛い
いっそのこと映画化の決まってない世界線で生きたい…
キリキリキリ
すっごいめんどくさいな
胃カメラやってくれば？
半年後の私がどうなっているかはお楽しみに!!

✚ ナチュラルボーンオタク

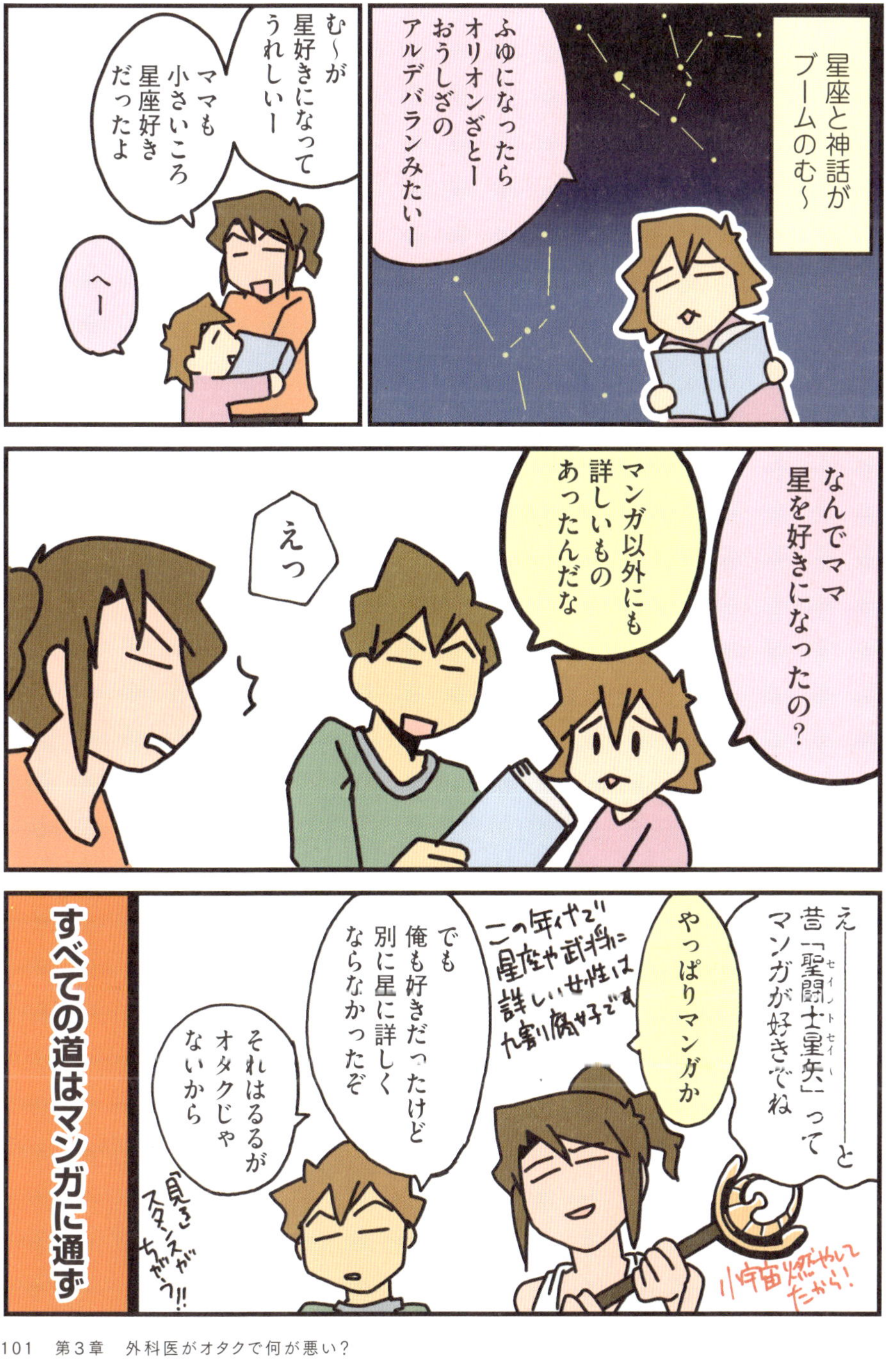
星座と神話がブームのむ～
ふゆになったらオリオンざとーおうしざのアルデバランみたいー
む～が星好きになってうれしいー
ママも小さいころ星座好きだったよ
へー
なんでママ星を好きになったの？
マンガ以外にも詳しいものあったんだな
えっ
え――と昔「聖闘士星矢《セイントセイヤ》」ってマンガが好きでね
やっぱりマンガか
この年代で星座や武将に詳しい女性は九割腐女子です
でも俺も好きだったけど別に星に詳しくならなかったぞ
それはるるがオタクじゃないから
「見る」スタンスがちがう!!
小宇宙燃やしてたから!
すべての道はマンガに通ず

好きなものは好き

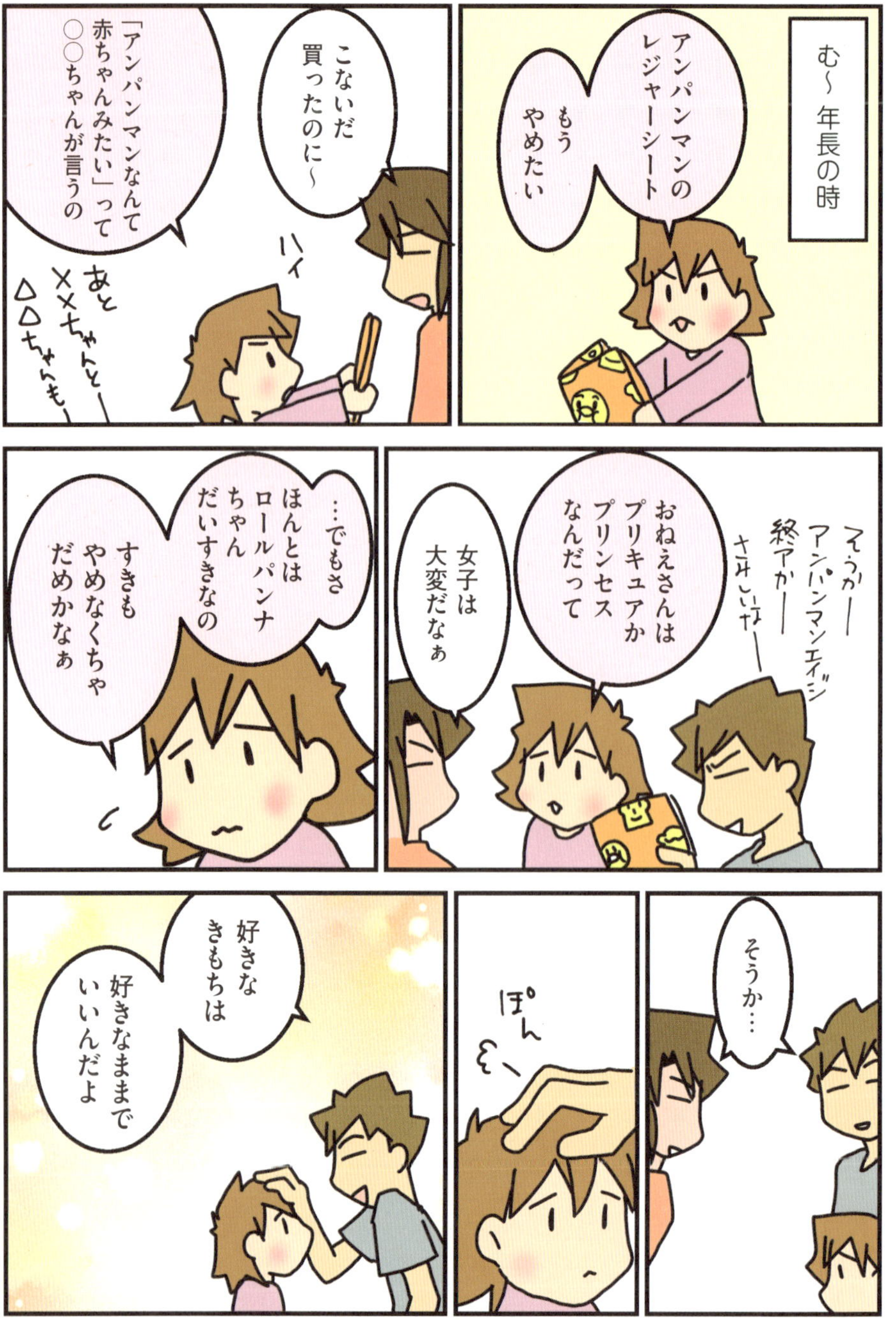

む〜 年長の時
アンパンマンのレジャーシート
もうやめたい
こないだ買ったのに〜
ハイ
「アンパンマンなんて赤ちゃんみたい」って○○ちゃんが言うの
あと××ちゃんと〜
△△ちゃんも〜
そうか〜
アンパンマンエイジ終了か〜
さみしいな〜
おねえさんはプリキュアかプリンセスなんだって
女子は大変だなぁ
…でもさ ほんとはロールパンナちゃんだいすきなの
すきもやめなくちゃだめかなぁ
そうか…
ぽん
好きなきもちは
好きなままでいいんだよ

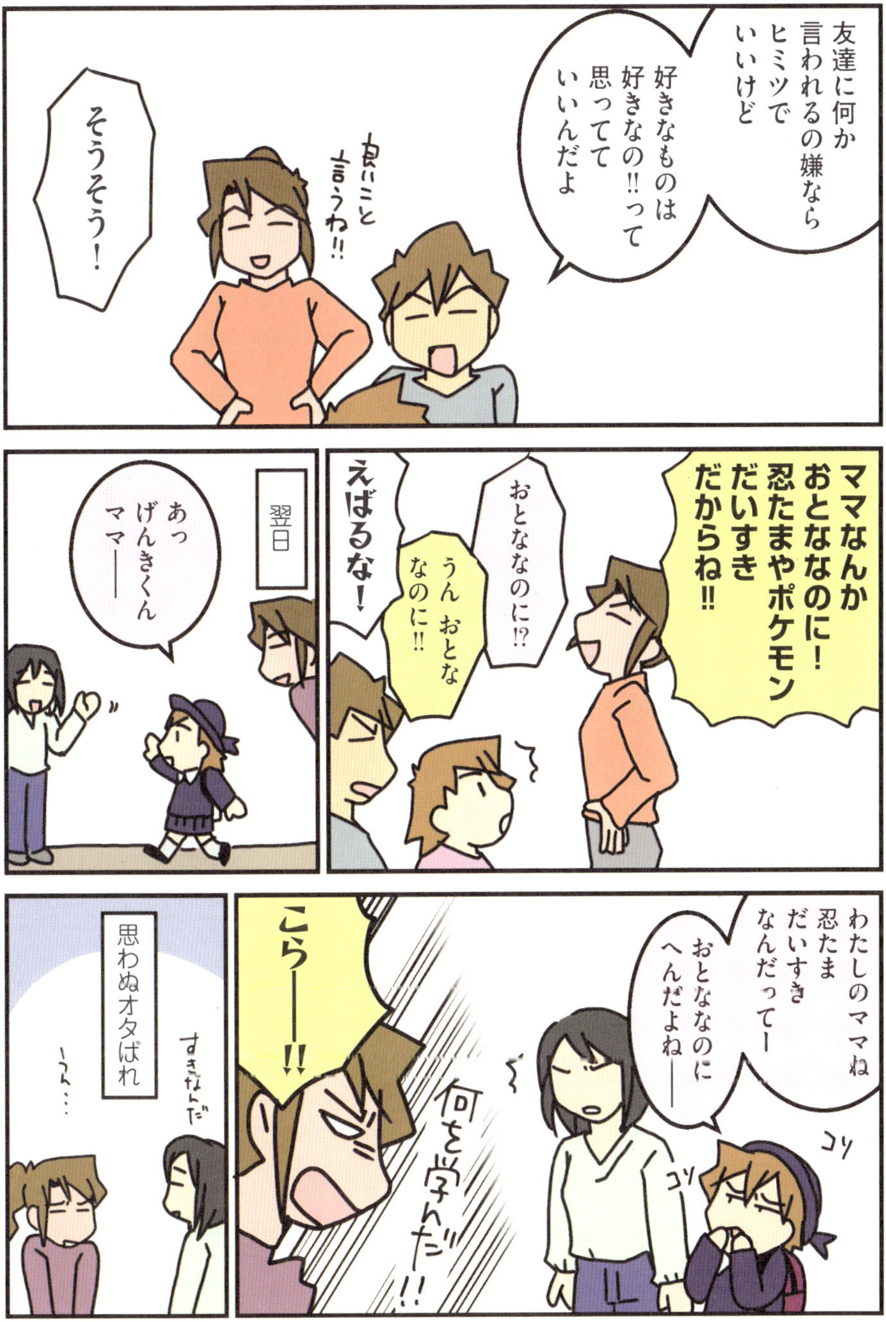
友達に何か言われるの嫌ならヒミツでいいけど
好きなものは好きなの!!って思っててもいいんだよ
良いこと言うわ!!
そうそう!
ママなんかおとななのに!忍たまやポケモンだいすきだからね!!
おとななのに!?
うん おとななのに!!
えばるな!
翌日
あっ げんきくんママ——
わたしのママね 忍たまだいすきなんだってー
おとななのにへんだよね——
コリ
コリ
こら——!!
何を学んだ!!
思わぬオタばれ
すきなんだ
うん…

血は争えない

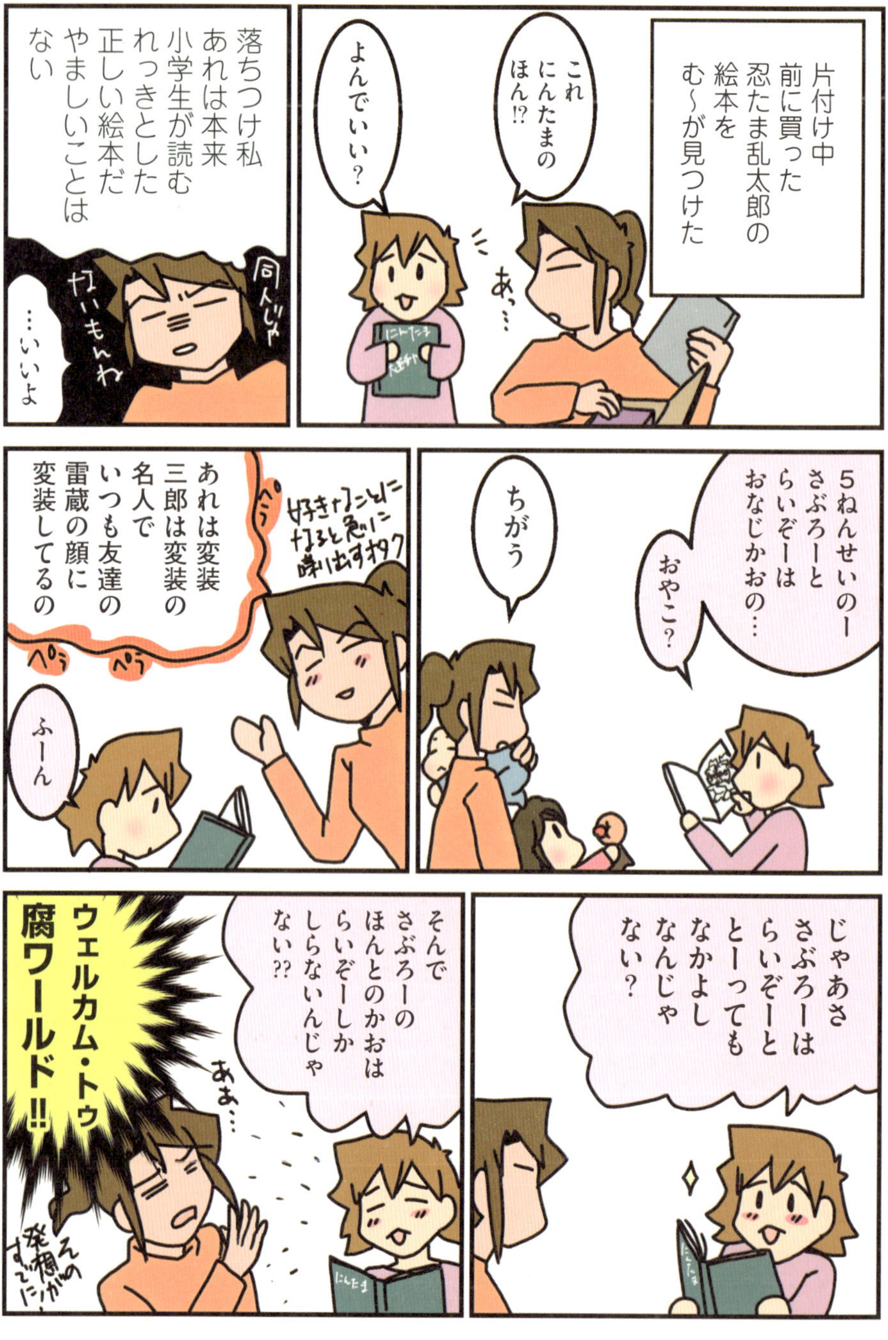

片付け中 前に買った 忍たま乱太郎の 絵本を む～が見つけた
これ にんたまの ほん⁉
あっ…
よんでいい？
落ちつけ私 あれは本来 小学生が読む れっきとした 正しい絵本だ やましいことは ない
同人じゃないもんね
…いいよ
5ねんせいのー さぶろーと らいぞーは おなじかおの…
おやこ？
ちがう
あれは変装 三郎は変装の 名人で いつも友達の 雷蔵の顔に 変装してるの
好きなことになると急に喋り出すオタク
ペラ ペラ ペラ
ふーん
じゃあさ さぶろーは らいぞーと とーっても なかよし なんじゃ ない？
そんで さぶろーの ほんとのかおは らいぞーしか しらないんじゃ ない⁇
ああ…
ウェルカム・トゥ 腐ワールド‼
その発想がすでに!

✚ 炎上狙い

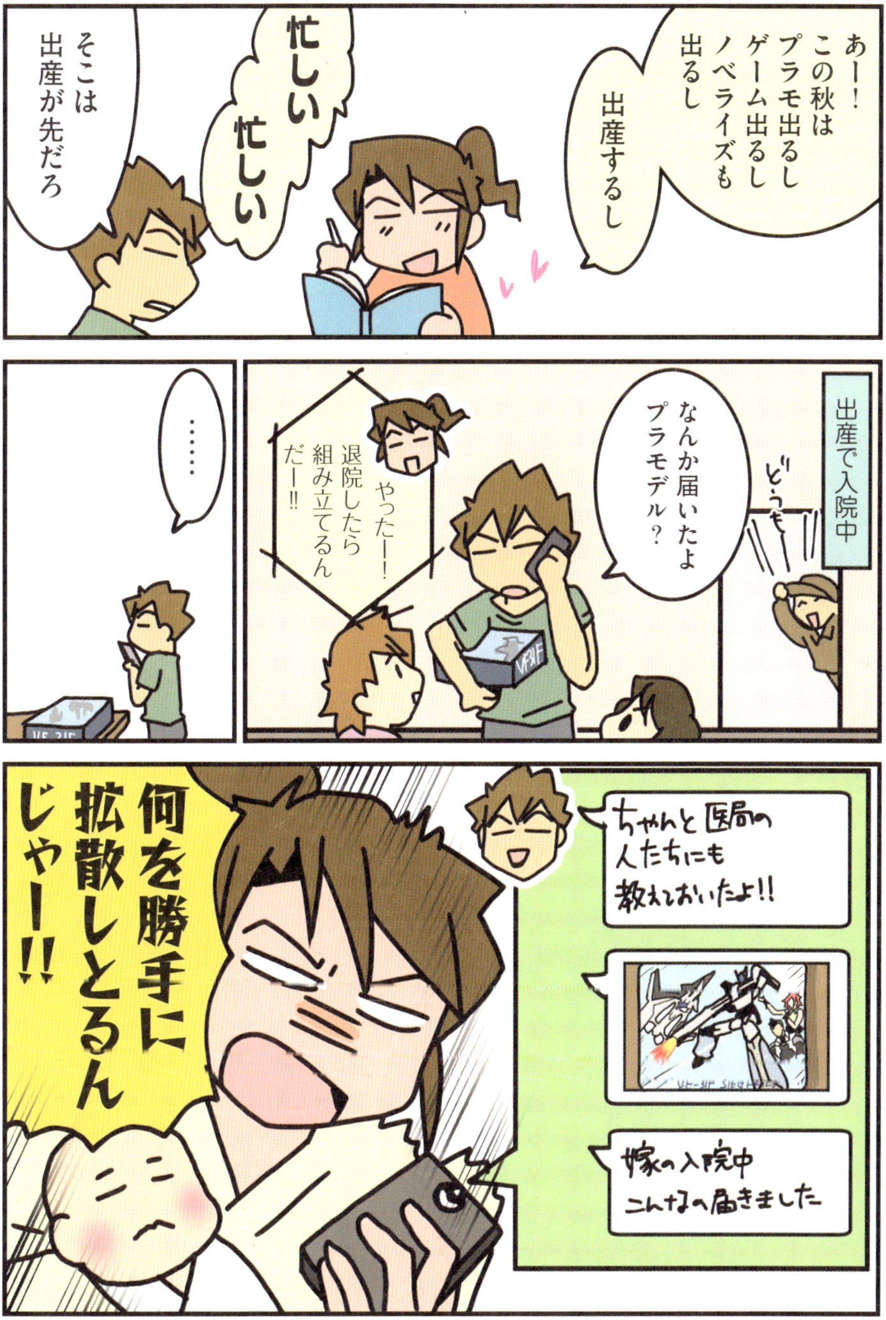
あー！この秋はプラモ出るしゲーム出るしノベライズも出るし
出産するし
忙しい忙しい
そこは出産が先だろ
出産で入院中
どうも
なんか届いたよプラモデル？
やったー！退院したら組み立てるんだー!!
……
ちゃんと医局の人たちにも教えておいたよ!!
嫁の入院中こんなの届きました
何を勝手に拡散しとるんじゃー!!

医者と結婚する方法

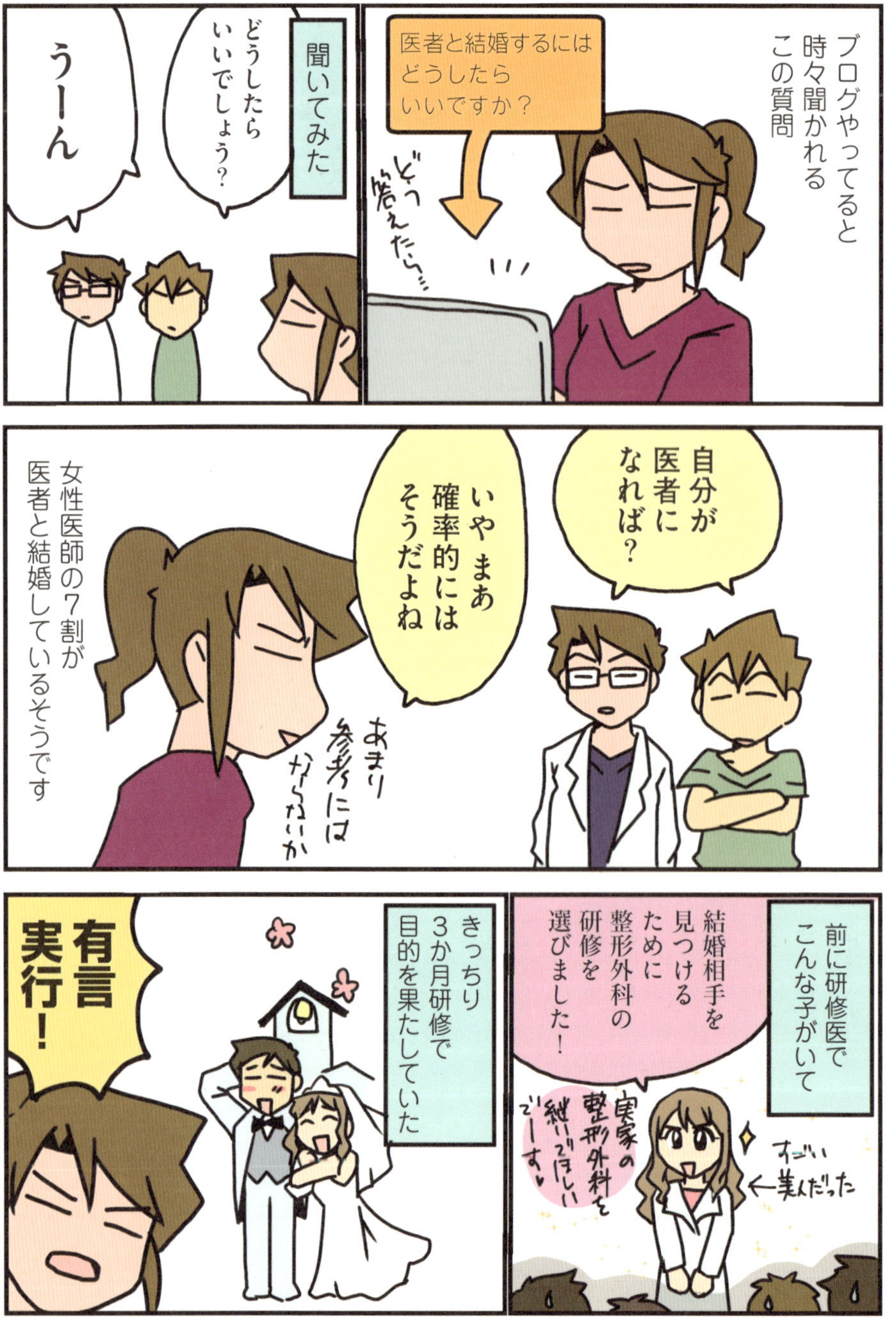
ブログやってると時々聞かれるこの質問
医者と結婚するにはどうしたらいいですか？
どう答えたら…
聞いてみた
どうしたらいいでしょう?
うーん
自分が医者になれば？
いやまぁ確率的にはそうだよね
あまり参考にはならないか
女性医師の7割が医者と結婚しているそうです
前に研修医でこんな子がいて
結婚相手を見つけるために整形外科の研修を選びました！
実家の整形外科を継いでほしいでーす
すごい美人だった
きっちり3か月研修で目的を果たしていた
有言実行！

奥様は外科医

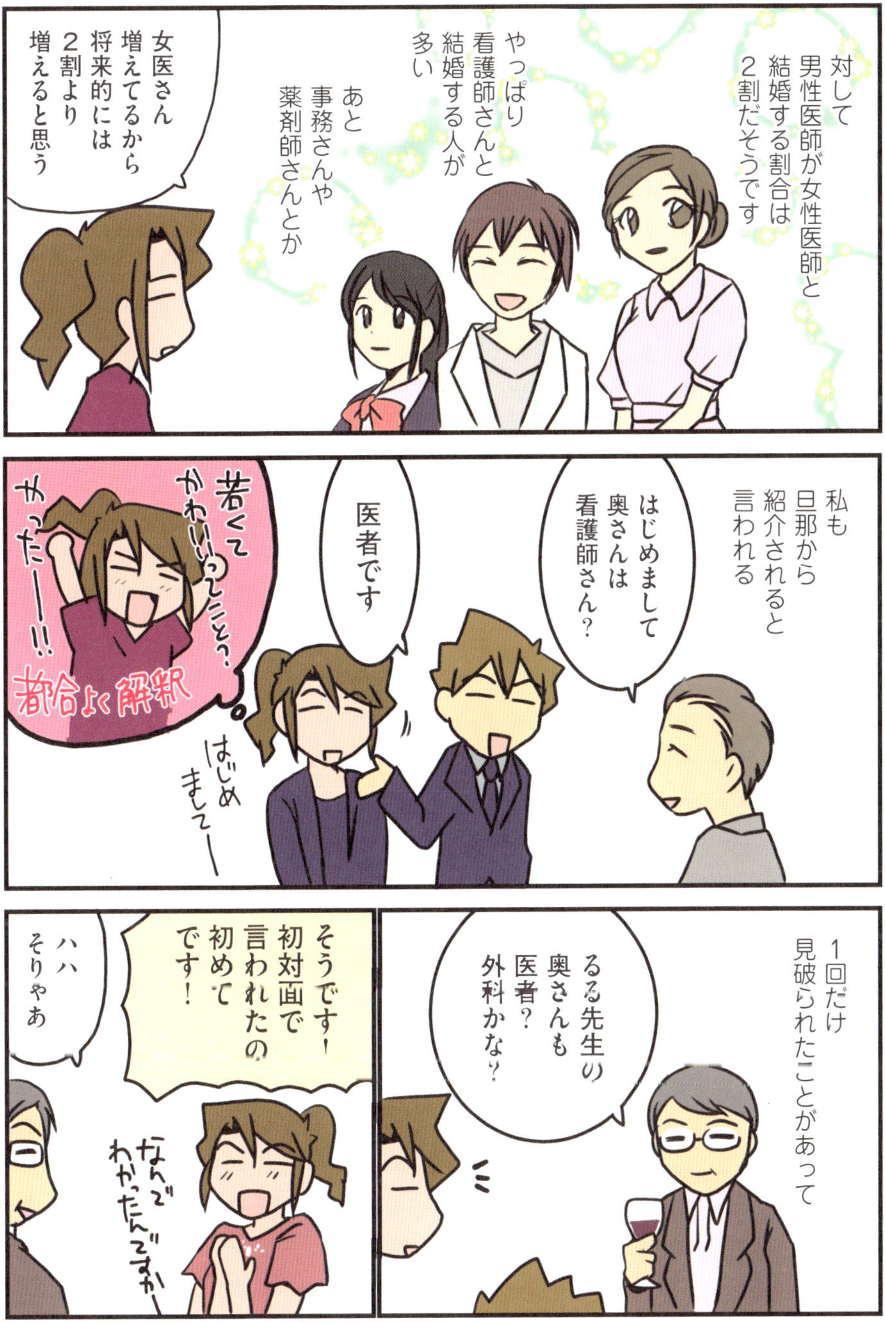

対して男性医師が女性医師と結婚する割合は2割だそうです
やっぱり看護師さんと結婚する人が多い
あと事務さんや薬剤師さんとか
女医さん増えてるから将来的には2割より増えると思う
私も旦那から紹介されると言われる
はじめまして奥さんは看護師さん？
医者です
はじめましてー
若くてかわいいってこと？
やったーー!!
都合よく解釈
1回だけ見破られたことがあって
るる先生の奥さんも医者？外科かな？
そうです！初対面で言われたの初めてです！
なんでわかったんですかー
ハハそりゃあ

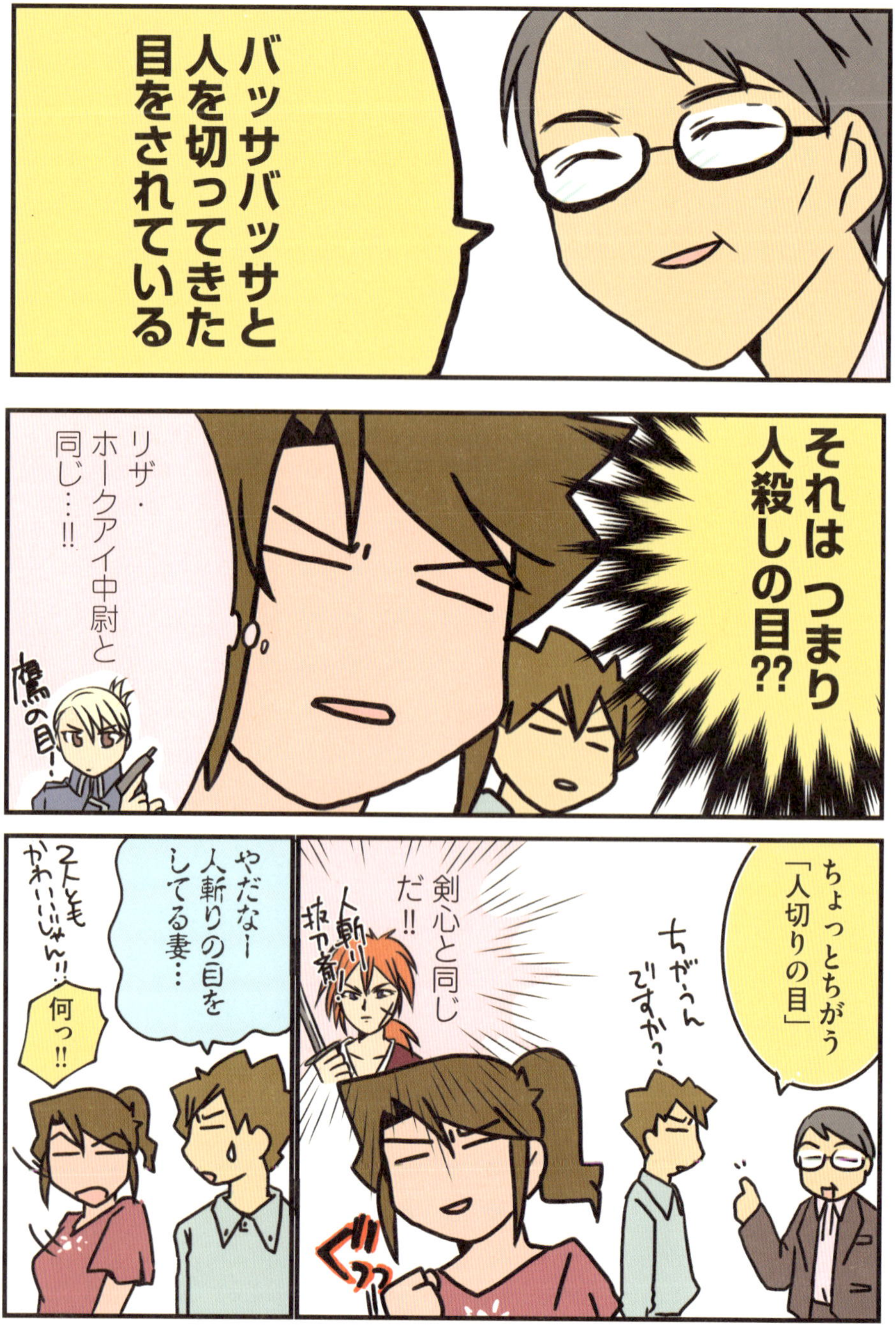

バッサバッサと人を切ってきた目をされている
それは つまり人殺しの目??
リザ・ホークアイ中尉と同じ…!!
鷹の目!!
ちょっとちがう「人切りの目」
ちがうんですか?
剣心と同じだ!!
人斬り抜刀斎!
グッ
やだなー人斬りの目をしてる妻…
2人とも かわいいじゃん!!
何っ!!

Column.7 医者の男女格差

先日、衝撃的なデータが発表されました。生涯未婚率（50歳時点での未婚率）が男性医師は2.8%、女性医師は35.8%と12倍も差があるという…！ 職業を限らなければ男性は20.1%、女性10.6%だそうなので、「医者である」ということは「結婚し家庭を築く」ことに非常に強いバイアスをかけていることなのです!! 女性医師35.8%はいわゆる「女医1/3の法則」（女医の1/3は独身、1/3は結婚しても離婚、1/3が結婚継続という昔からの言い伝え）からするとまあ正直予測範囲内でしたが、男性医師の2.8%って逆にちょっと異常じゃない? でも実際「お前ほんと医者だから結婚できたんだぞ、医師免許に感謝しろ!」と心から叫びたい男性医師に何人会ってきたことか…!! 合コンで「医者です」とか言えばもう超モテフィーバー突入なんでしょ、知ってる!! 私だって男になってモテたいよ! …と女性医師の9割は思っているはずです。少なくとも私は思ってる。そんな男女格差が医者にはあります。

（参考資料：舞田敏彦・Newsweek 2015年9月1日）

腐女医の
FUJOY'S DOCTOR ROAD!
医者道！

Episode.4

これが私の医者道！

FUJOY'S DOCTOR ROAD!

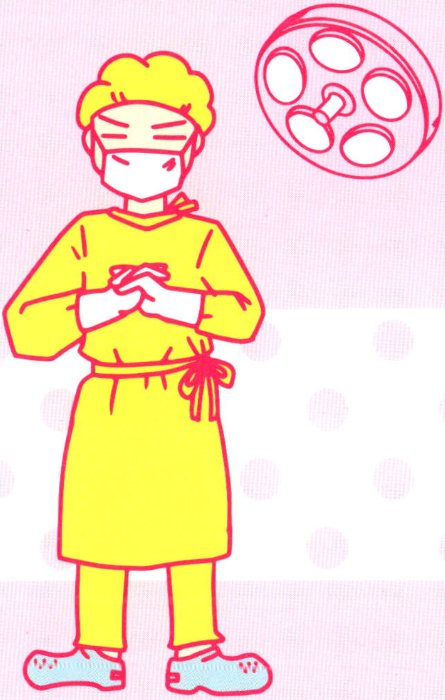

大腸カメラの話

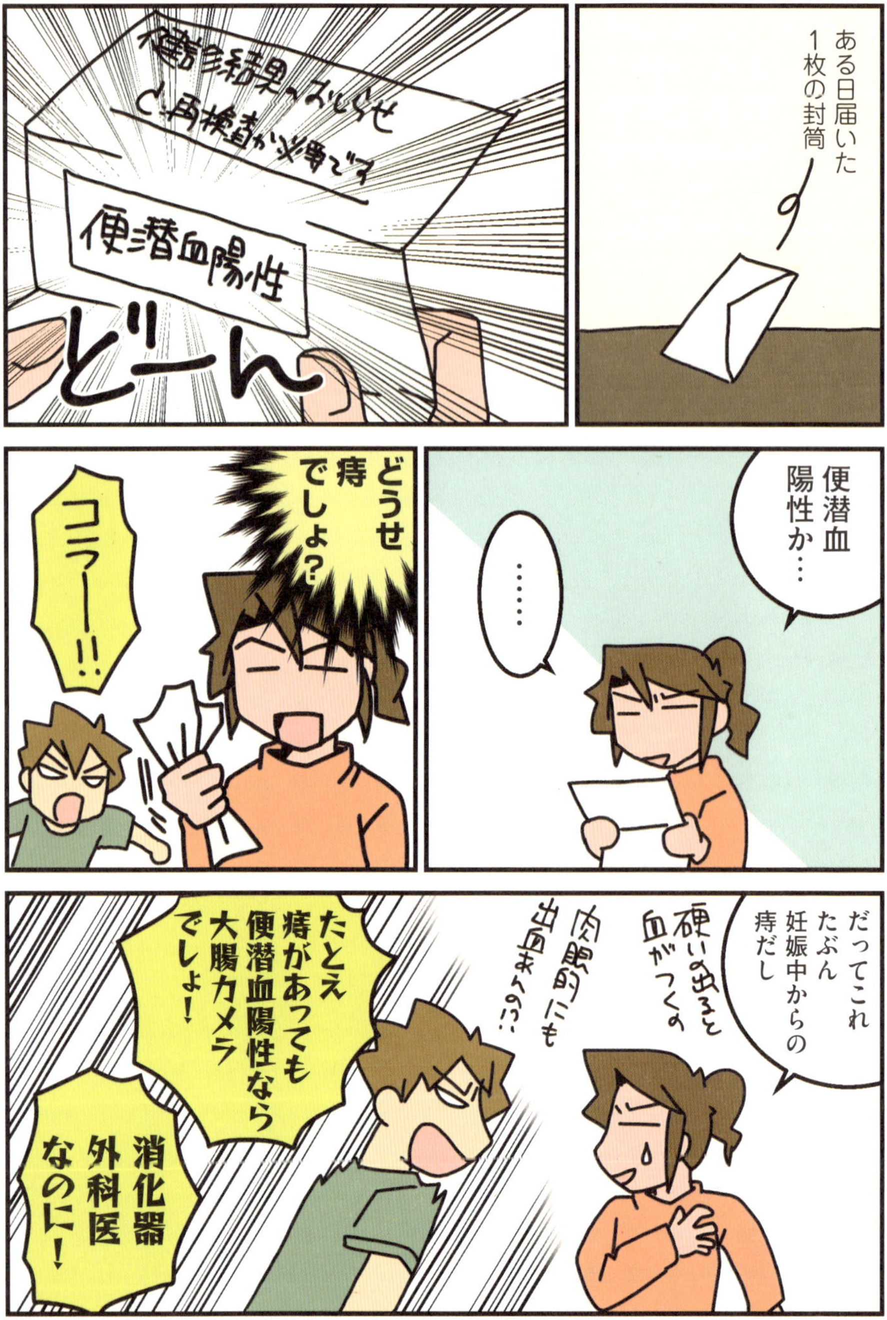
ある日届いた1枚の封筒
健診結果のお知らせ
と再検査が必要です
便潜血陽性
どーん
便潜血陽性か……
……
どうせ痔でしょ?
コラー!!
だってこれたぶん妊娠中からの痔だし
硬いの出ると血がつくの
肉眼的にも出血まくりの!!
たとえ痔があっても便潜血陽性なら大腸カメラでしょ!
消化器外科医なのに!

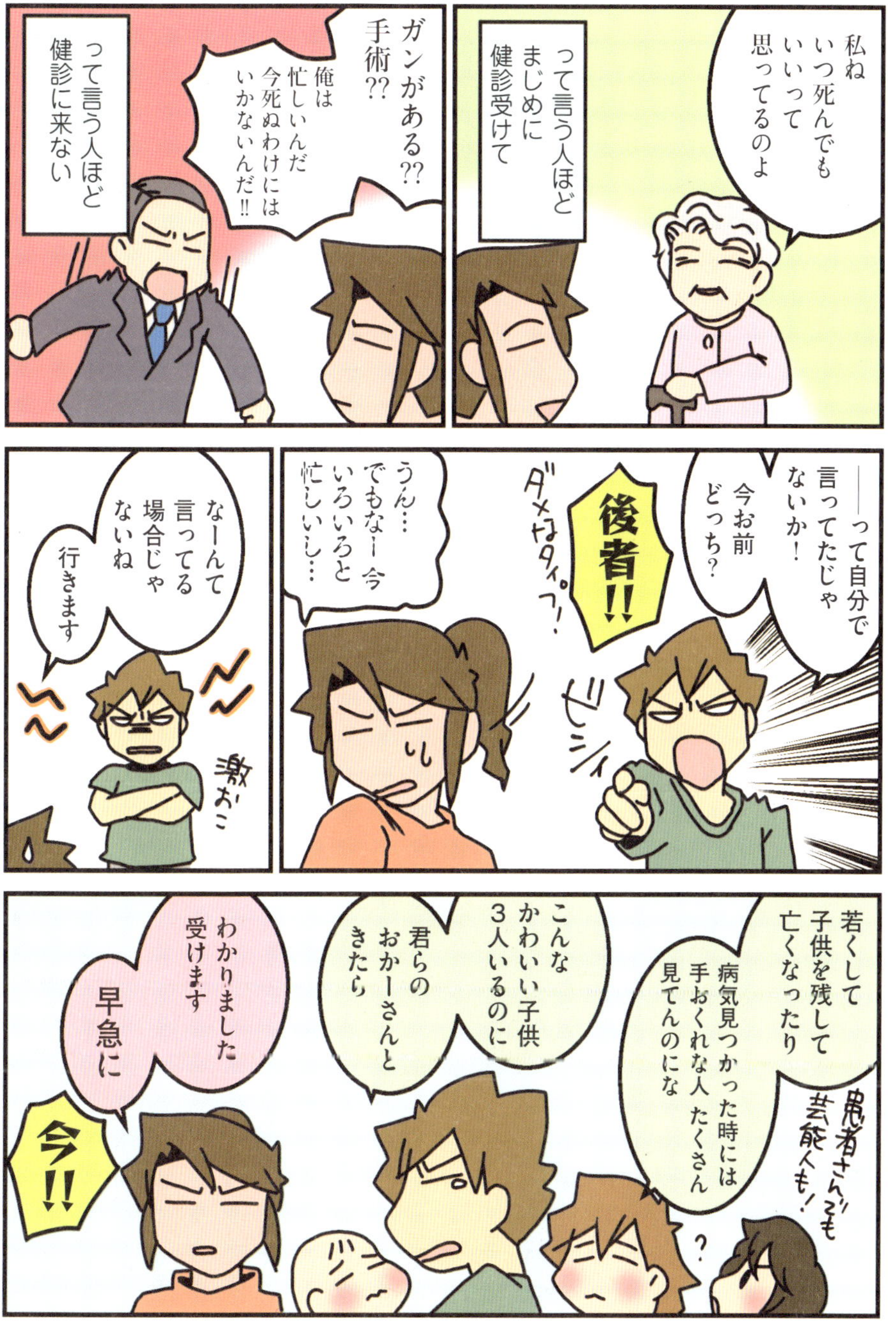

私ね いつ死んでも いいって 思ってるのよ
って言う人ほど まじめに 健診受けて
ガンがある?? 手術??
俺は 忙しいんだ 今死ぬわけには いかないんだ!!
って言う人ほど 健診に来ない
――って自分で 言ってたじゃ ないか!
今お前 どっち?
後者!!
ダメなタイプ!
ビシィ
うん… でもなー今 いろいろと 忙しいし…
なーんて 言ってる 場合じゃ ないね
行きます
激おこ
若くして 子供を残して 亡くなったり
病気見つかった時には 手おくれな人 たくさん 見てんのにな
患者さんでも 芸能人も!
こんな かわいい子供 3人いるのに
君らの おかーさんと きたら
?
わかりました 受けます
早急に
今!!

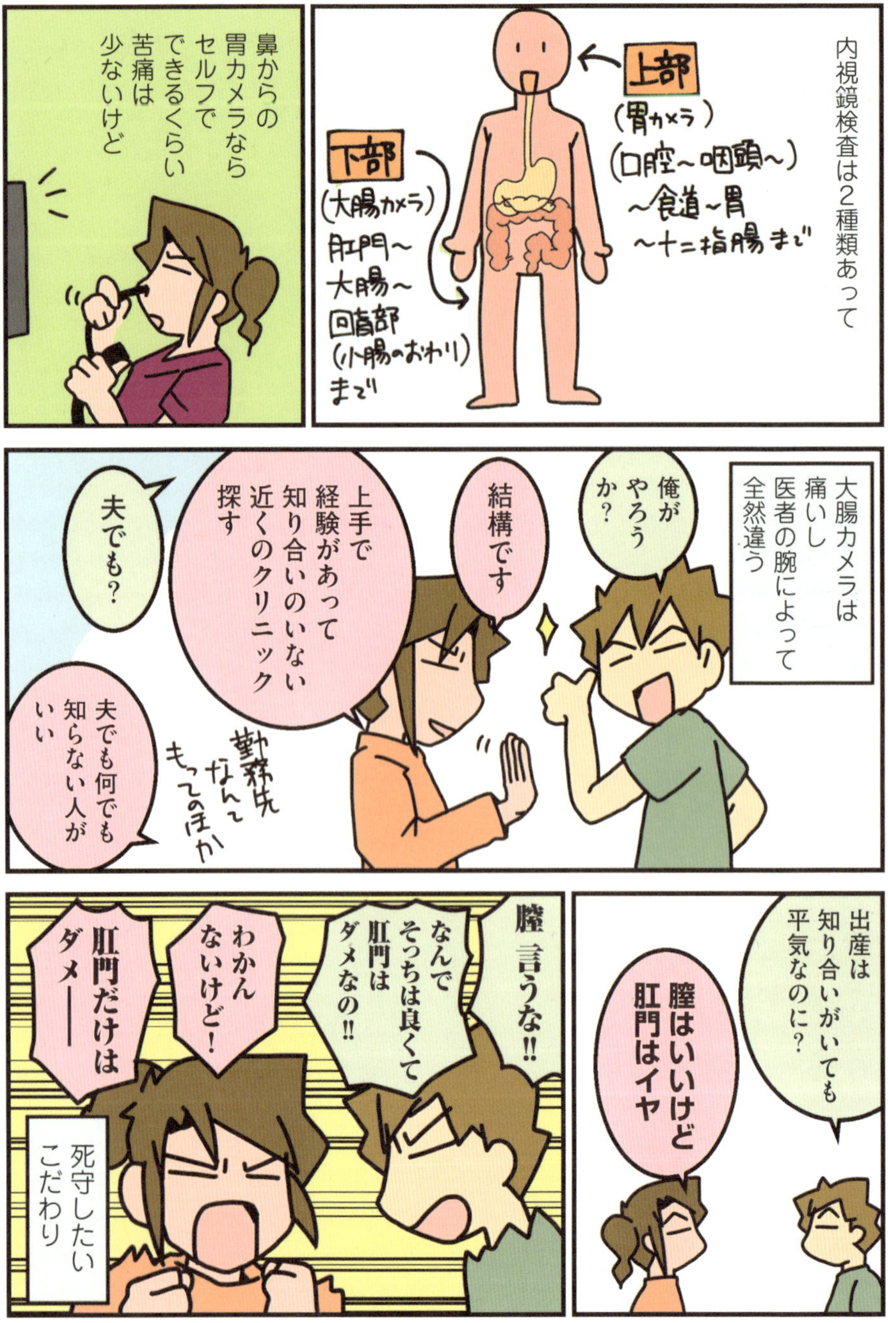

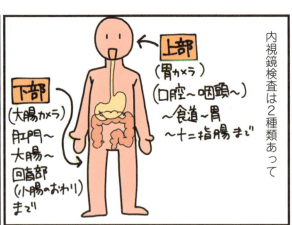

内視鏡検査は2種類あって
上部
(胃カメラ)
(口腔〜咽頭〜)〜食道〜胃〜十二指腸まで
下部
(大腸カメラ)
肛門〜大腸〜回盲部(小腸のおわり)まで
鼻からの胃カメラならセルフでできるくらい苦痛は少ないけど
大腸カメラは痛いし医者の腕によって全然違う
俺がやろうか?
結構です
上手で経験があって知り合いのいない近くのクリニック探す
夫でも?
夫でも何でも知らない人がいい
勤務先なんてもってのほか
出産は知り合いがいても平気なのに?
膣はいいけど肛門はイヤ
膣言うな!!
なんでそっちは良くて肛門はダメなの!!
わかんないけど!
肛門だけはダメーー
死守したいこだわり

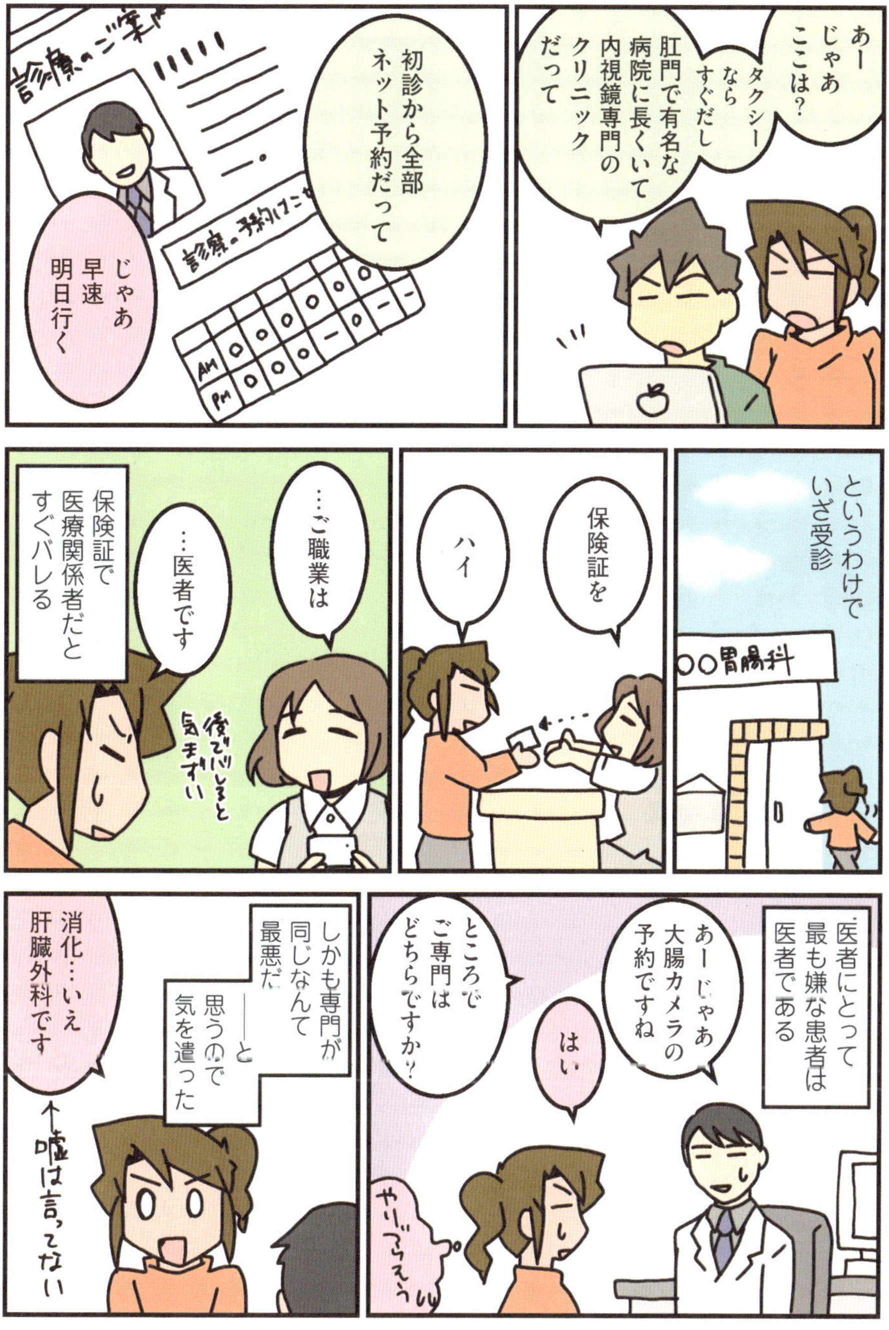
あー
じゃあ
ここは?
タクシー
なら
すぐだし
肛門で有名な
病院に長くいて
内視鏡専門の
クリニック
だって
初診から全部
ネット予約だって
じゃあ
早速
明日行く
というわけで
いざ受診
〇〇胃腸科
保険証を
ハイ
…ご職業は
…医者です
保険証で
医療関係者だと
すぐバレる
後でバレると
気まずい
医者にとって
最も嫌な患者は
医者である
あー じゃあ
大腸カメラの
予約ですね
はい
ところで
ご専門は
どちらですか?
やりづらえぅい
しかも専門が
同じなんて
最悪だ
——と
思うので
気を遣った
消化…いえ
肝臓外科です
↑嘘は言ってない

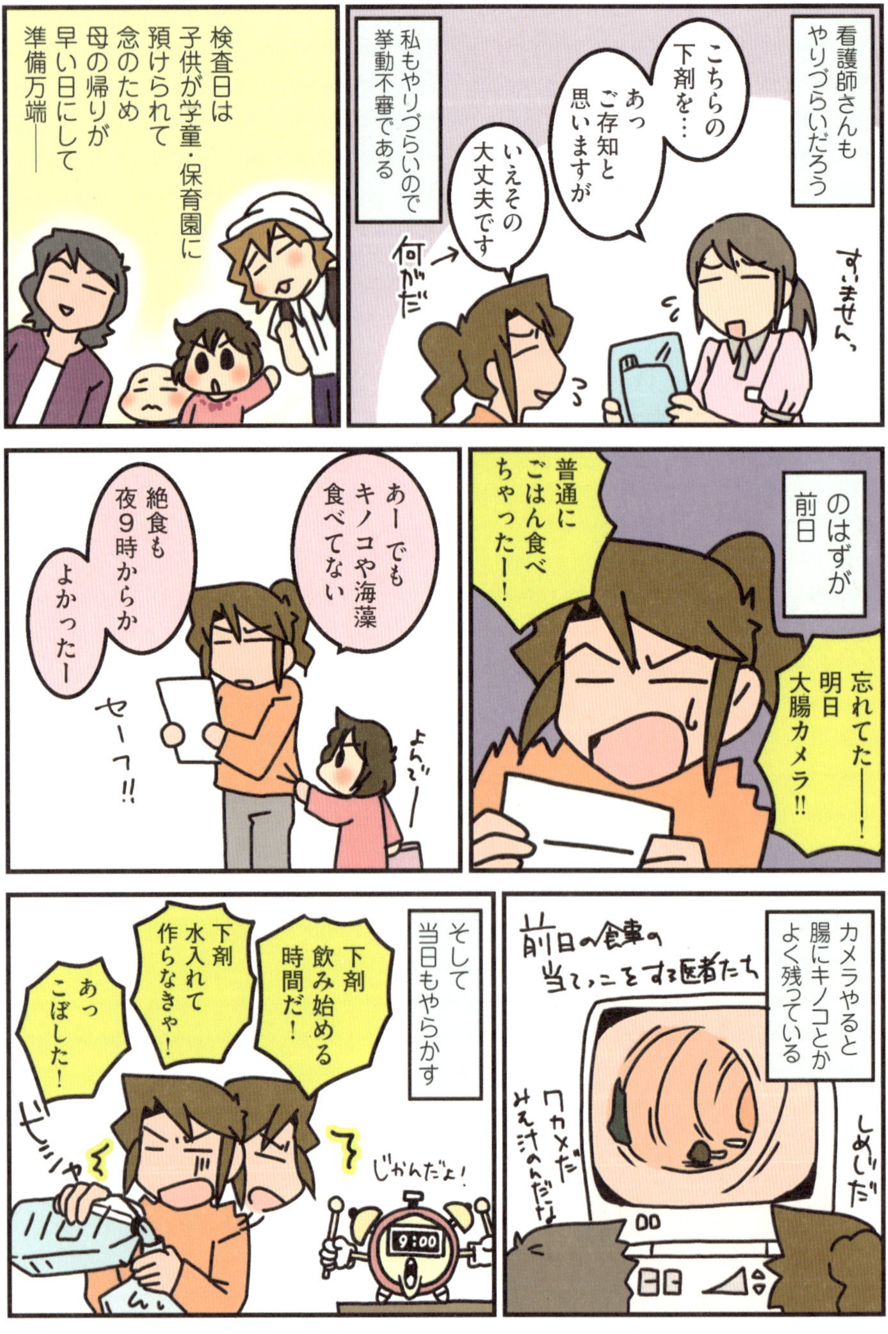
看護師さんもやりづらいだろう
こちらの下剤を…
あっご存知と思いますが
すいませんっ
いえその大丈夫です
私もやりづらいので挙動不審である
何がだ
検査日は子供が学童・保育園に預けられて念のため母の帰りが早い日にして準備万端――
のはずが前日
普通にごはん食べちゃったー!
忘れてた――! 明日大腸カメラ!!
あーでもキノコや海藻食べてない
絶食も夜9時からか
よかったー
セーフ!!
よんでー
カメラやると腸にキノコとかよく残っている
前日の食事の当てっこをする医者たち
しめじだ
ワカメだ
みそ汁のんだな
そして当日もやらかす
下剤飲み始める時間だ!
下剤水入れて作らなきゃ!
あっこぼした!
ビシャ
じかんだよ!
9:00

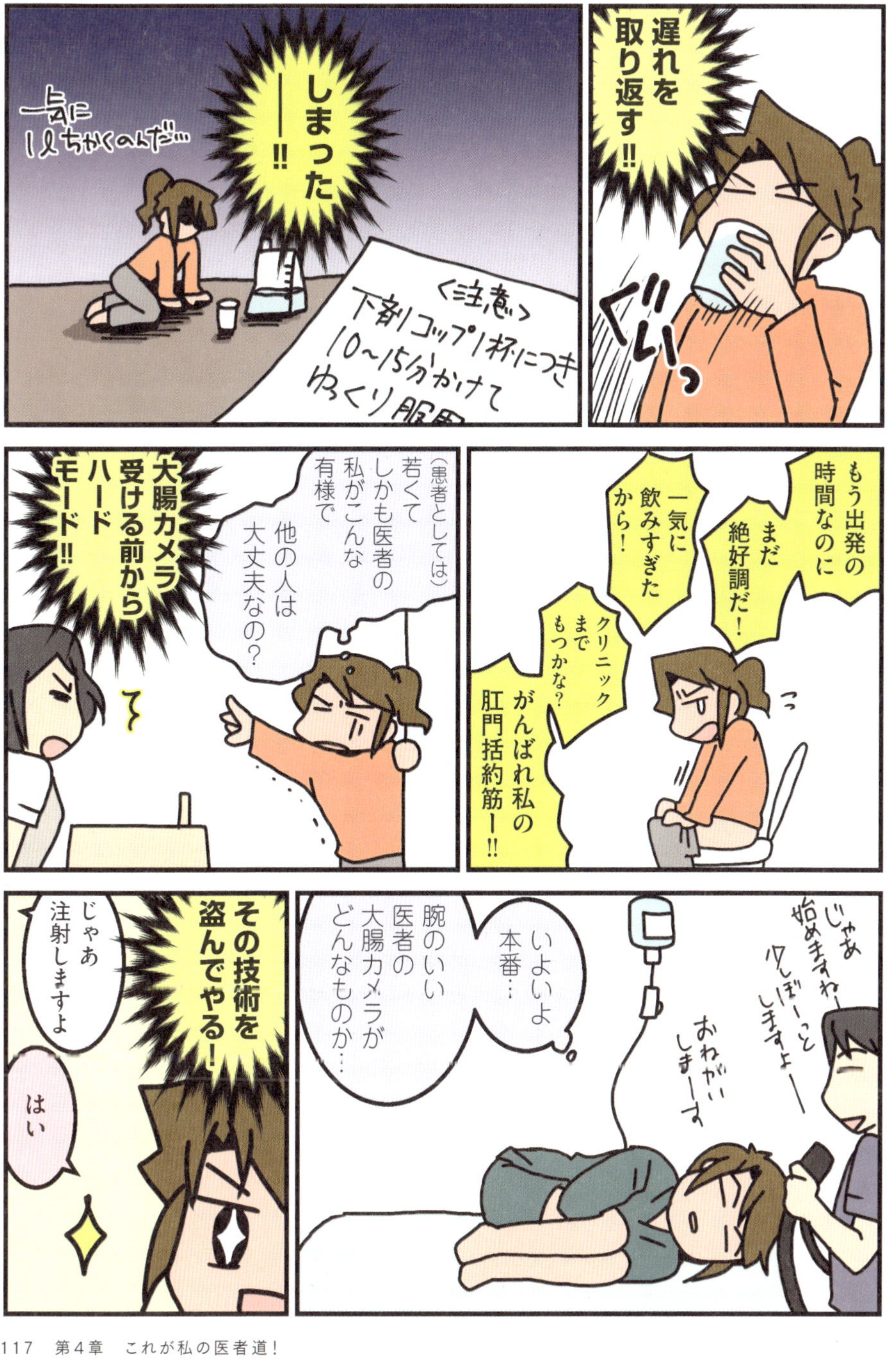
遅れを取り返す!!
ぐいっ
しまった――!!
一気に1ℓちかくのんだ…
〈注意〉
下剤コップ1杯につき
10~15分かけて
ゆっくり服用
もう出発の時間なのに
まだ絶好調だ!
一気に飲みすぎたから!
クリニックまでもつかな?
がんばれ私の肛門括約筋ー!!
(患者としては)若くてしかも医者の私がこんな有様で
他の人は大丈夫なの?
大腸カメラ受ける前からハードモード!!
じゃあ始めますねー 少しぼーっとしますよーー
おねがいしまーす
いよいよ本番…
腕のいい医者の大腸カメラがどんなものか…
その技術を盗んでやる!
じゃあ注射しますよ
はい

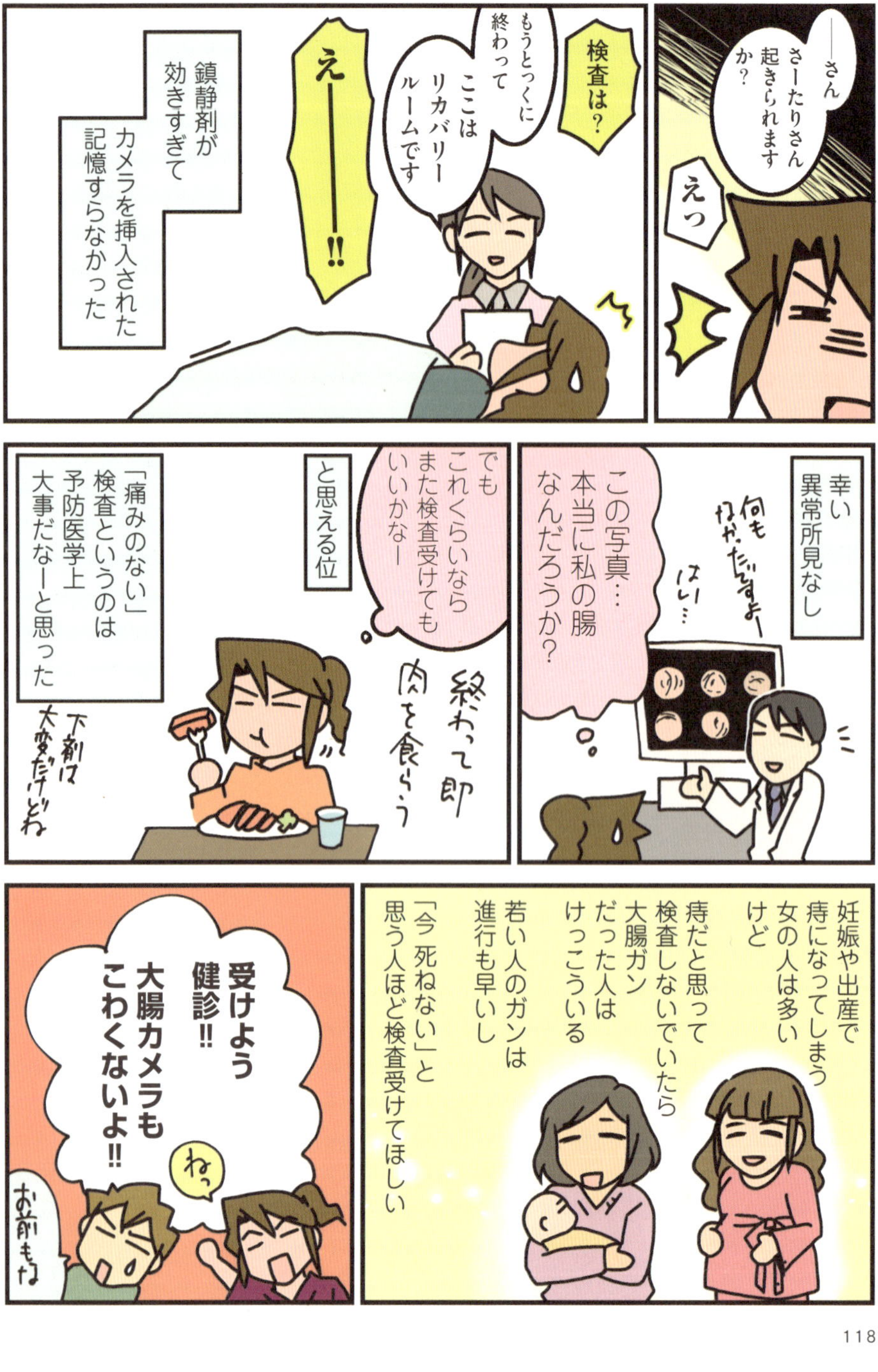
――さん
さーたりさん
起きられますか?
えっ
検査は?
もうとっくに終わって
ここはリカバリールームです
え――――!!
鎮静剤が効きすぎて
カメラを挿入された記憶すらなかった
幸い異常所見なし
何もなかったですよー
はい…
この写真…本当に私の腸なんだろうか?
でも
これくらいなら
また検査受けても
いいかなー
と思える位
終わって即肉を食らう
「痛みのない」検査というのは予防医学上大事だなーと思った
下剤は大変だけどね
妊娠や出産で痔になってしまう女の人は多いけど
痔だと思って検査しないでいたら大腸ガンだった人はけっこういる
若い人のガンは進行も早いし
「今死ねない」と思う人ほど検査受けてほしい
受けよう
健診!!
大腸カメラも
こわくないよ!!
ねっ
お前もな

Column.8 胃カメラの思い出

というわけで大腸カメラを初めて経験してきました。大腸カメラを入れるのは何度もやってきましたが入れられるのは初めてです…。大腸カメラは下剤を飲んだりも大変だし、下手な医者がやると痛いしでやらないのですが、胃カメラは研修医同士でやりあって練習したりします。夫は当然のようにカノウくんと、私も同期のオダくん（ロマンチックプロポーズのあの人です）とやりました。土曜午後しか練習のタイミングがないので土曜は朝昼とも食事抜きで練習しようと約束しましたが、土曜午前は教授回診で忙しくて疲れた私は約束をすっかり忘れて昼ご飯をがっつり食べました。食べ終わって午後の予定…と考えた時になって「しまった!!」どうしようオダくんに謝らなきゃ！ と焦った瞬間、後ろのテーブルで大盛カレーをがっつくオダくんを見て安心しました。練習は次の週に延期したのに、またしても忘れて食堂でがっつく私とオダくんを見て、指導医におおいに呆れられたのは言うまでもありません。

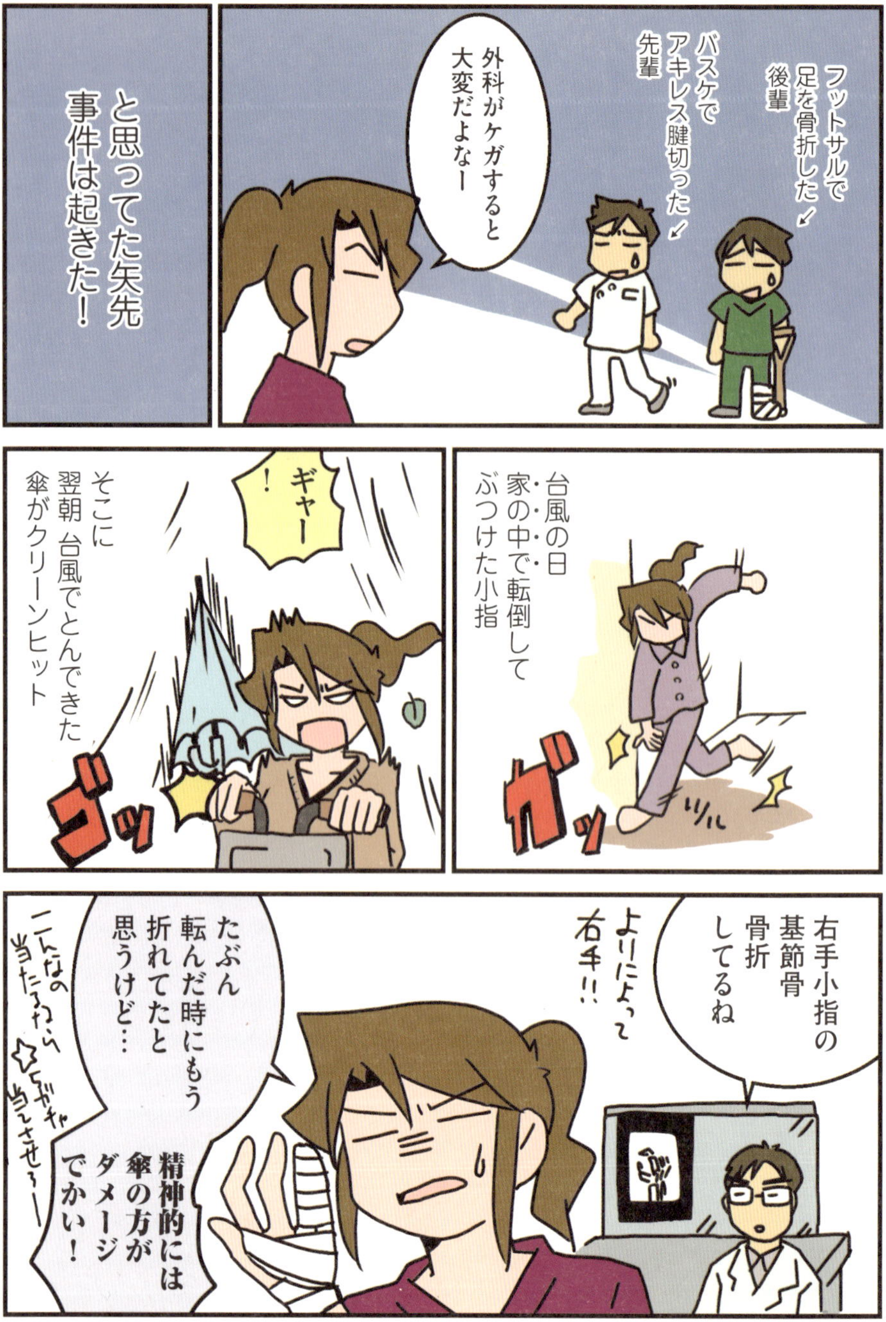
フットサルで足を骨折した後輩
バスケでアキレス腱切った先輩
外科がケガすると大変だよなー
と思ってた矢先事件は起きた！
台風の日家の中で転倒してぶつけた小指
ガッ
ツル
ギャー！
そこに翌朝 台風でとんできた傘がクリーンヒット
ゴッ
右手小指の基節骨骨折してるね
よりによって右手!!
たぶん転んだ時にもう折れてたと思うけど…
精神的には傘の方がダメージでかい！
こんなの当たるなら☆5ガチャ当てさせろー

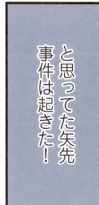

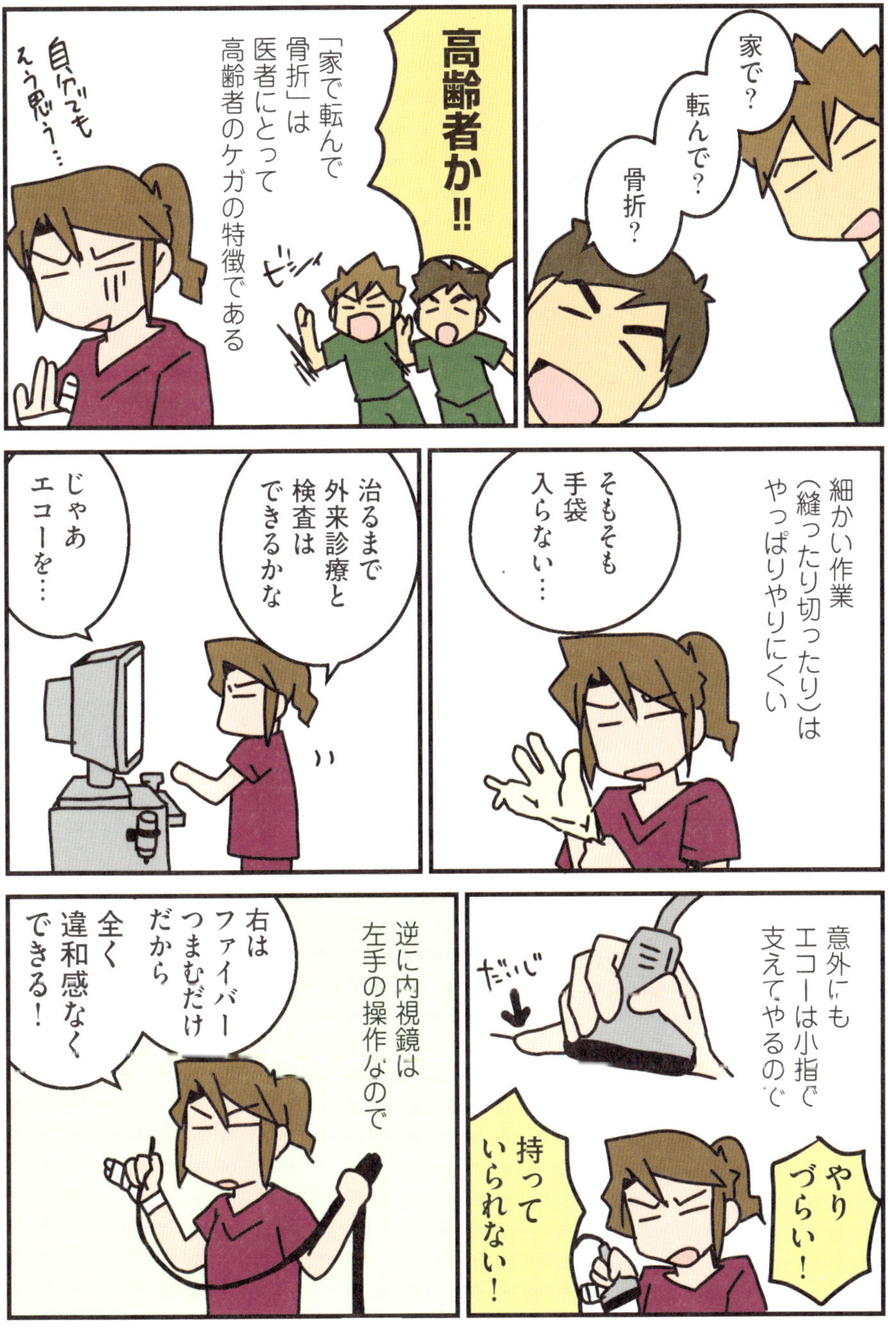

家で？
転んで？
骨折？
高齢者か!!
「家で転んで骨折」は医者にとって高齢者のケガの特徴である
ビシィ
自分でもそう思う…
細かい作業(縫ったり切ったり)はやっぱりやりにくい
そもそも手袋入らない…
治るまで外来診療と検査はできるかな
じゃあエコーを…
意外にもエコーは小指で支えてやるので
だいじ
やりづらい！
持っていられない！
逆に内視鏡は左手の操作なので
右はファイバーつまむだけだから全く違和感なくできる！

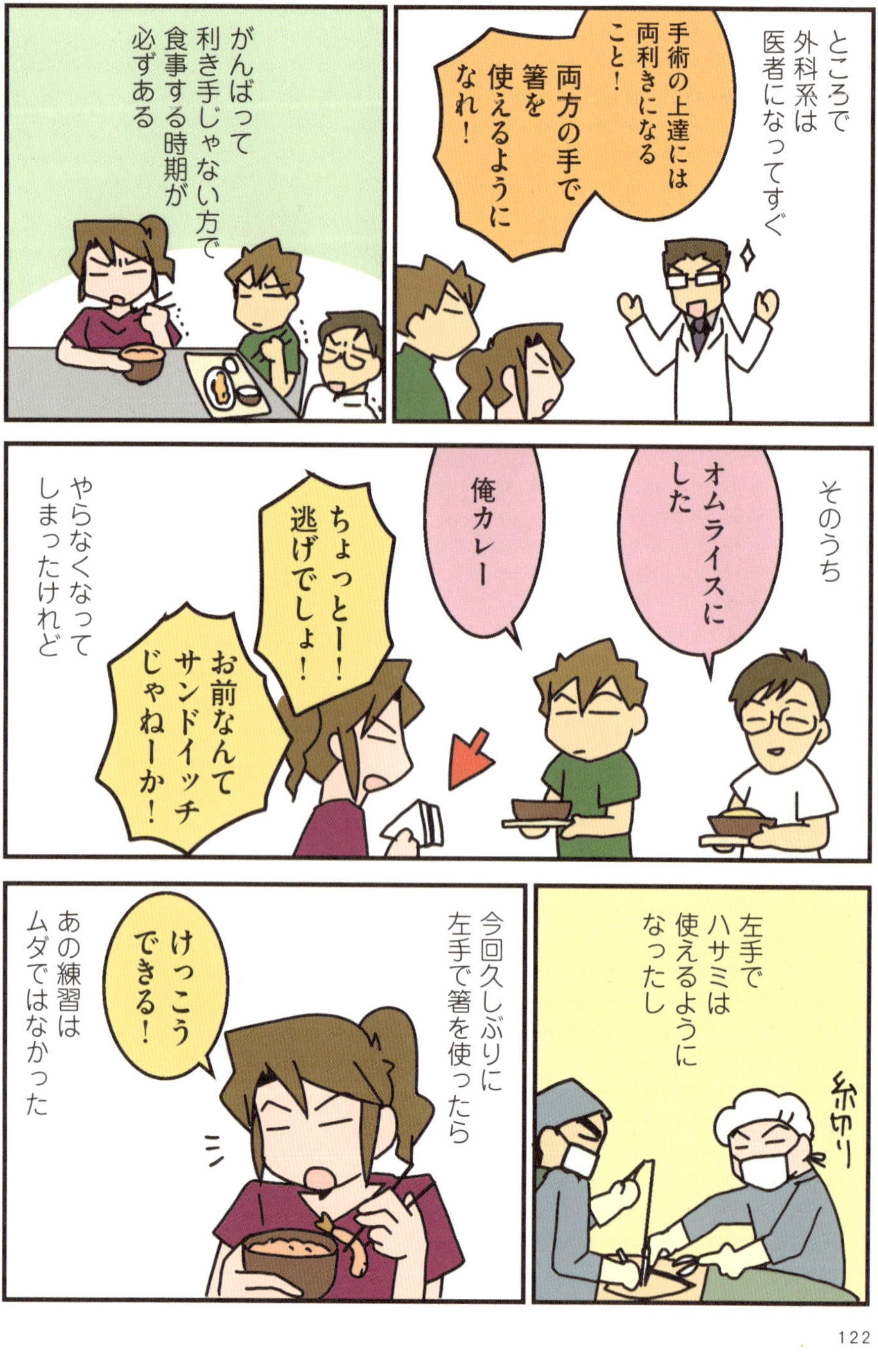
ところで外科系は医者になってすぐ
手術の上達には両利きになること！
両方の手で箸を使えるようになれ！
がんばって利き手じゃない方で食事する時期が必ずある
そのうち
オムライスにした
俺カレー
ちょっとー！逃げでしょ！
お前なんてサンドイッチじゃねーか！
やらなくなってしまったけれど
左手でハサミは使えるようになったし
糸切り
今回久しぶりに左手で箸を使ったら
けっこうできる！
あの練習はムダではなかった

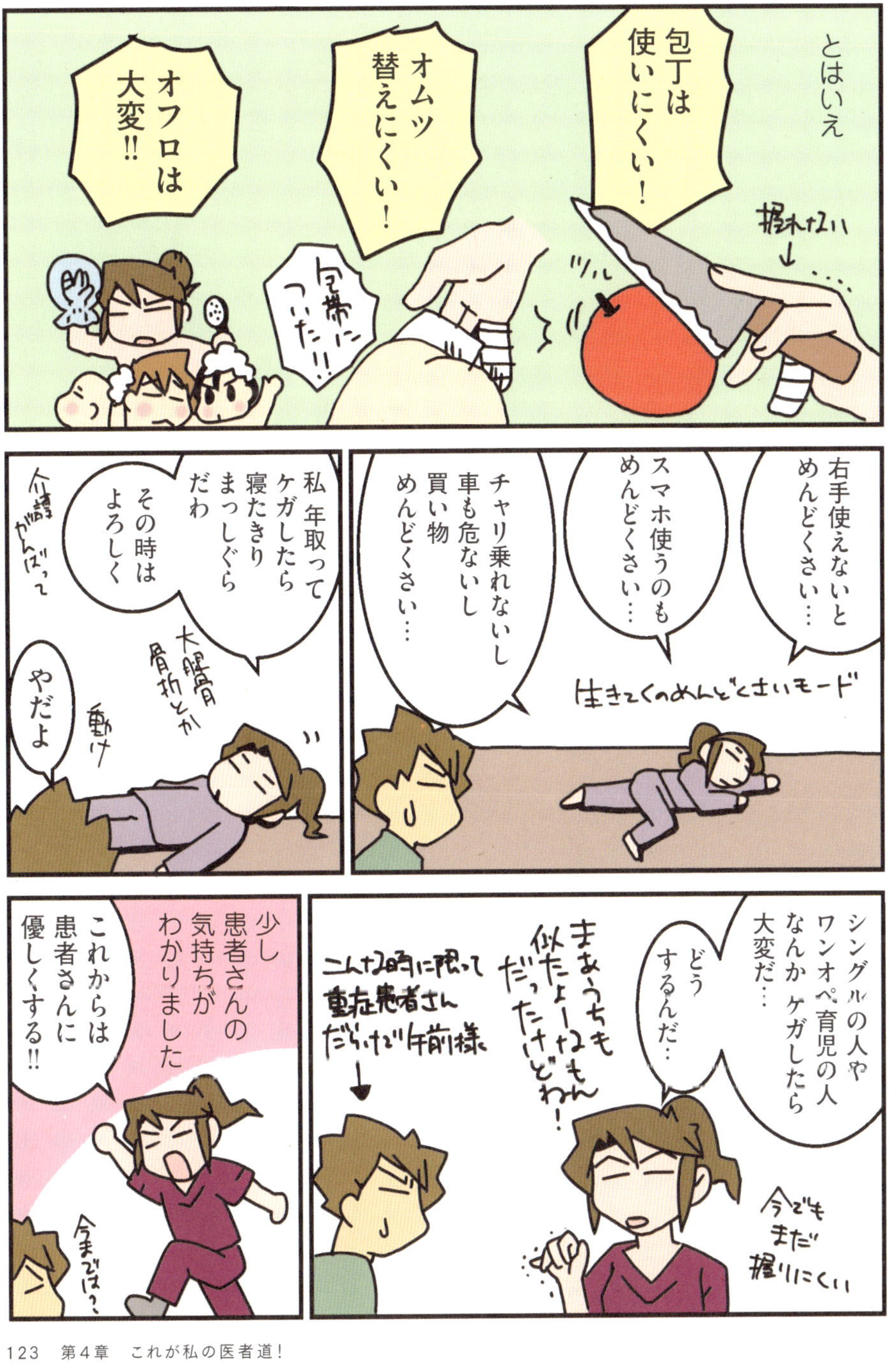
とはいえ
包丁は使いにくい!
握れない
↓
…
ツル
オムツ替えにくい!
包帯についた!!
オフロは大変!!
右手使えないとめんどくさい…
スマホ使うのもめんどくさい…
チャリ乗れないし車も危ないし買い物めんどくさい…
生きてくのめんどくさいモード
私 年取ってケガしたら寝たきりまっしぐらだわ
その時はよろしく
大腿骨骨折とか
介護がんばって
動け
やだよ
シングルの人やワンオペ育児の人なんかケガしたら大変だ…
どうするんだ…
まあうちも似たよーなもんだったけどわ!
今でもまだ握りにくい
こんな時に限って重症患者さんだらけだ午前様
少し患者さんの気持ちがわかりました
これからは患者さんに優しくする!!
今までは?

病気はいつも突然に

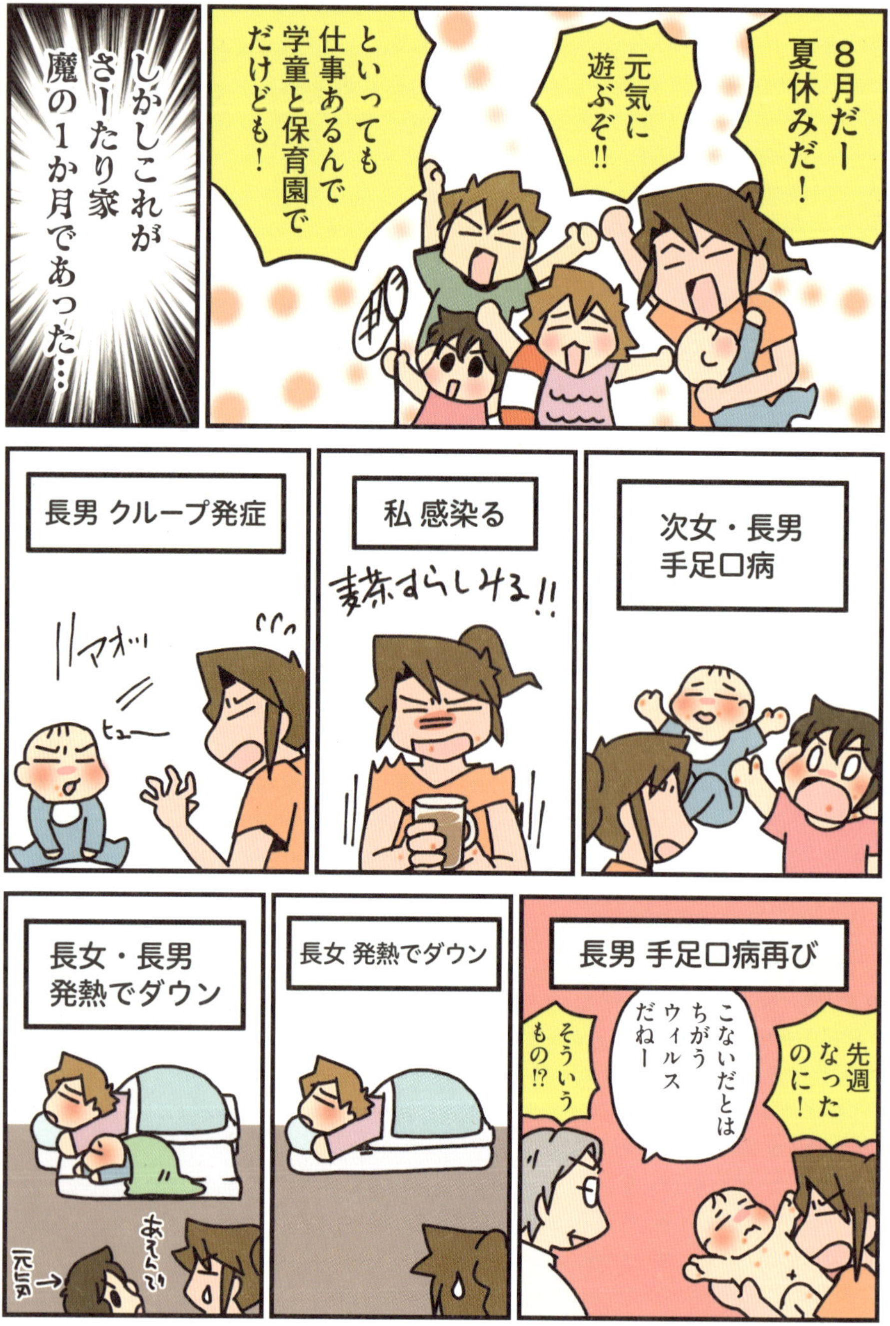
8月だー夏休みだ！
元気に遊ぶぞ!!
といっても仕事あるんで学童と保育園でだけども！
しかしこれがさーたり家魔の1か月であった…
次女・長男 手足口病
私 感染る
麦茶すらしみる!!
長男 クループ発症
アオッ
ヒュ〜
長男 手足口病再び
先週なったのに！
こないだとはちがうウィルスだねー
そういうもの!?
長女 発熱でダウン
長女・長男 発熱でダウン
あそんで
元気

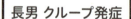

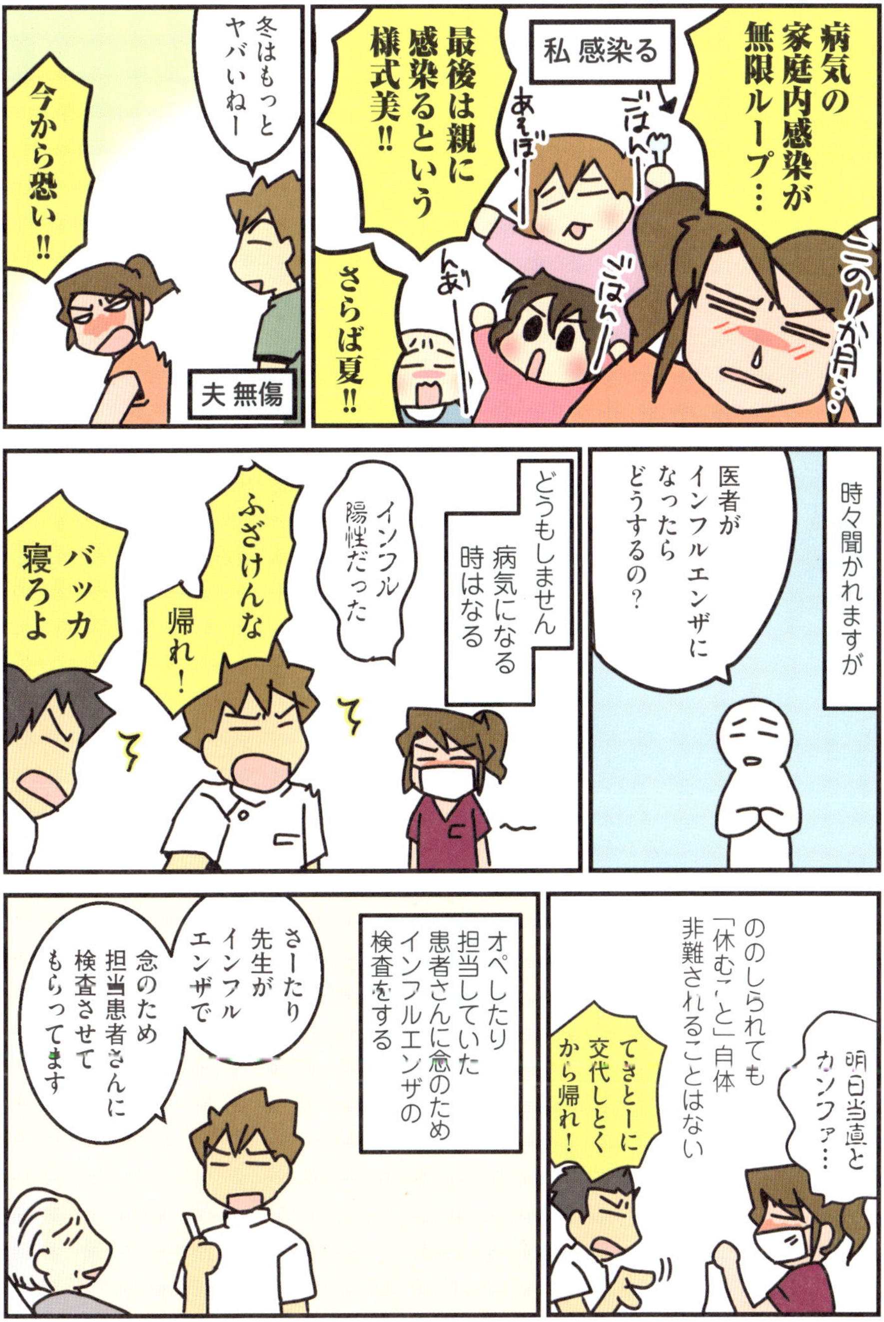
病気の家庭内感染が無限ループ…
この1か月…
私 感染る
ごはん
あそぼー
ごはん
んあー
最後は親に感染るという様式美!!
さらば夏!!
冬はもっとヤバいねー
今から恐い!!
夫 無傷
時々聞かれますが
医者がインフルエンザになったらどうするの?
どうもしません 病気になる時はなる
インフル陽性だった
ふざけんな
帰れ!
バッカ寝ろよ
ののしられても「休むこと」自体非難されることはない
明日当直とカンファ…
てきとーに交代しとくから帰れ!
オペしたり担当していた患者さんに念のためインフルエンザの検査をする
さーたり先生がインフルエンザで
念のため担当患者さんに検査させてもらってます

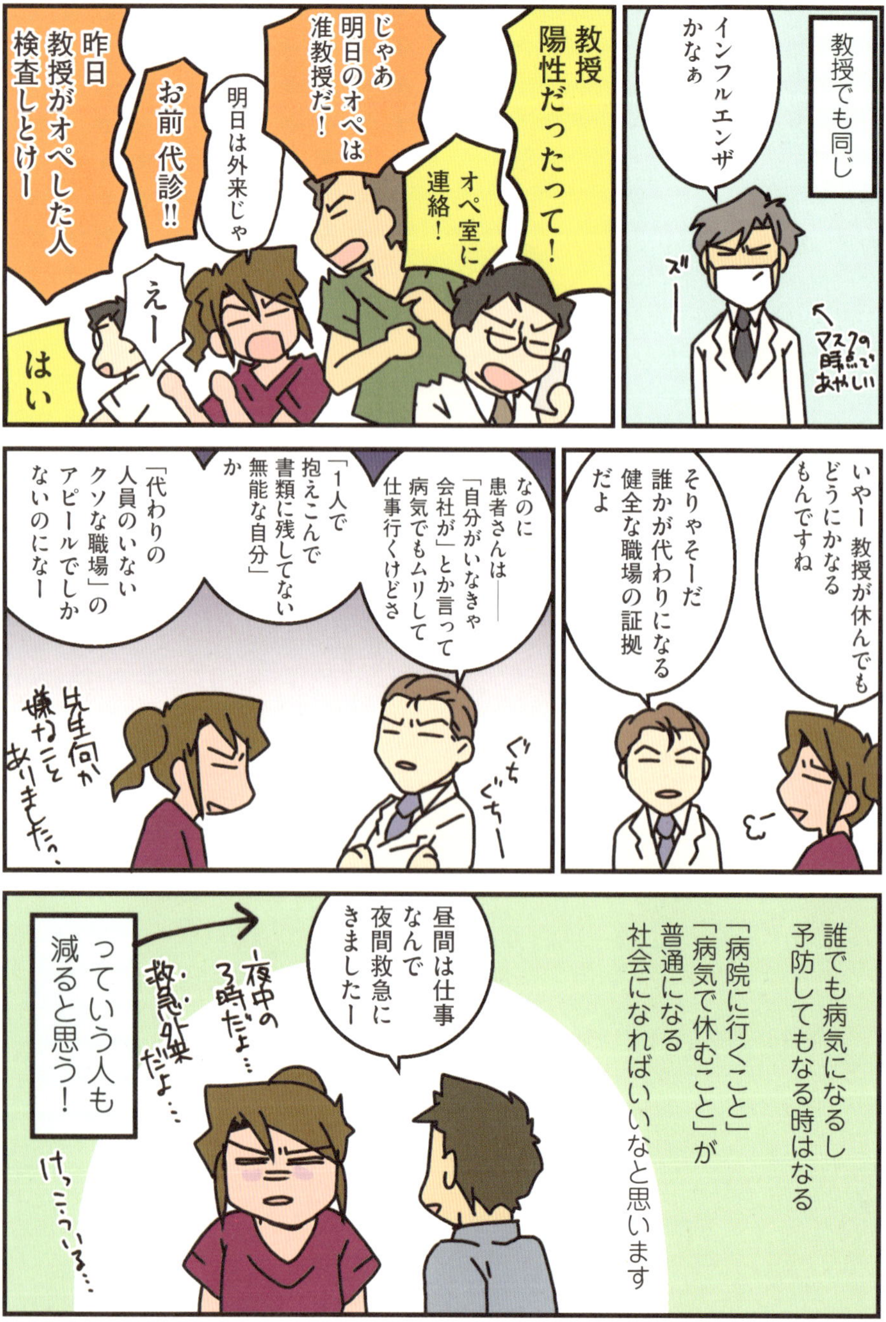
教授でも同じ
インフルエンザかなぁ
ズー
マスクの時点であやしい
教授陽性だったって!
オペ室に連絡!
じゃあ明日のオペは准教授だ!
明日は外来じゃ
お前代診!!
えー
昨日教授がオペした人検査しとけー
はい
いやー教授が休んでもどうにかなるもんですね
そりゃそーだ誰かが代わりになる健全な職場の証拠だよ
なのに患者さんは――「自分がいなきゃ会社が」とか言って病気でもムリして仕事行くけどさ
「1人で抱えこんで書類に残してない無能な自分」か
「代わりの人員のいないクソな職場」のアピールでしかないのになー
ぐちぐちー
先生何か嫌なことありました…
誰でも病気になるし予防してもなる時はなる
「病院に行くこと」「病気で休むこと」が普通になる社会になればいいなと思います
昼間は仕事なんで夜間救急にきましたー
夜中の3時だよ…
救急外来だよ…
っていう人も減ると思う!
けっこういる…

Column.9 健康第一

漫画で描いた8月は我が家はたいへんな荒れ模様でした。保育園にはな～もしょ～も半分くらいしか登園できず、高い保育料を考えると溜息しか出ませんでした。子供が病気になった時は、勤務先のクリニックの控室に連れて行ったり病児シッターさんにお願いしたりしてなんとかやりくりしています。クリニックでは検査をできる人が他にいないのでそうやって仕事を休まないようにしていますが、大学病院ではお休みさせてもらっていました。医局の人たちは優しく、子供のために休むことについて何も言われませんでしたが、やっぱり私としては申し訳ないと思っていました。「申し訳ない」と思う必要はない、と言われてもです。

普段ギリギリで回している生活は、家族全員の健康の上に辛うじて成立しているのだと改めて痛感しました…健康って大事…！ そしてこのコラム書いている締め切り日の今、発熱で保育園を早退してきた次女が横で寝ております。冬の病気ラッシュはじまりの予感…!! みなさんもお大事に!!

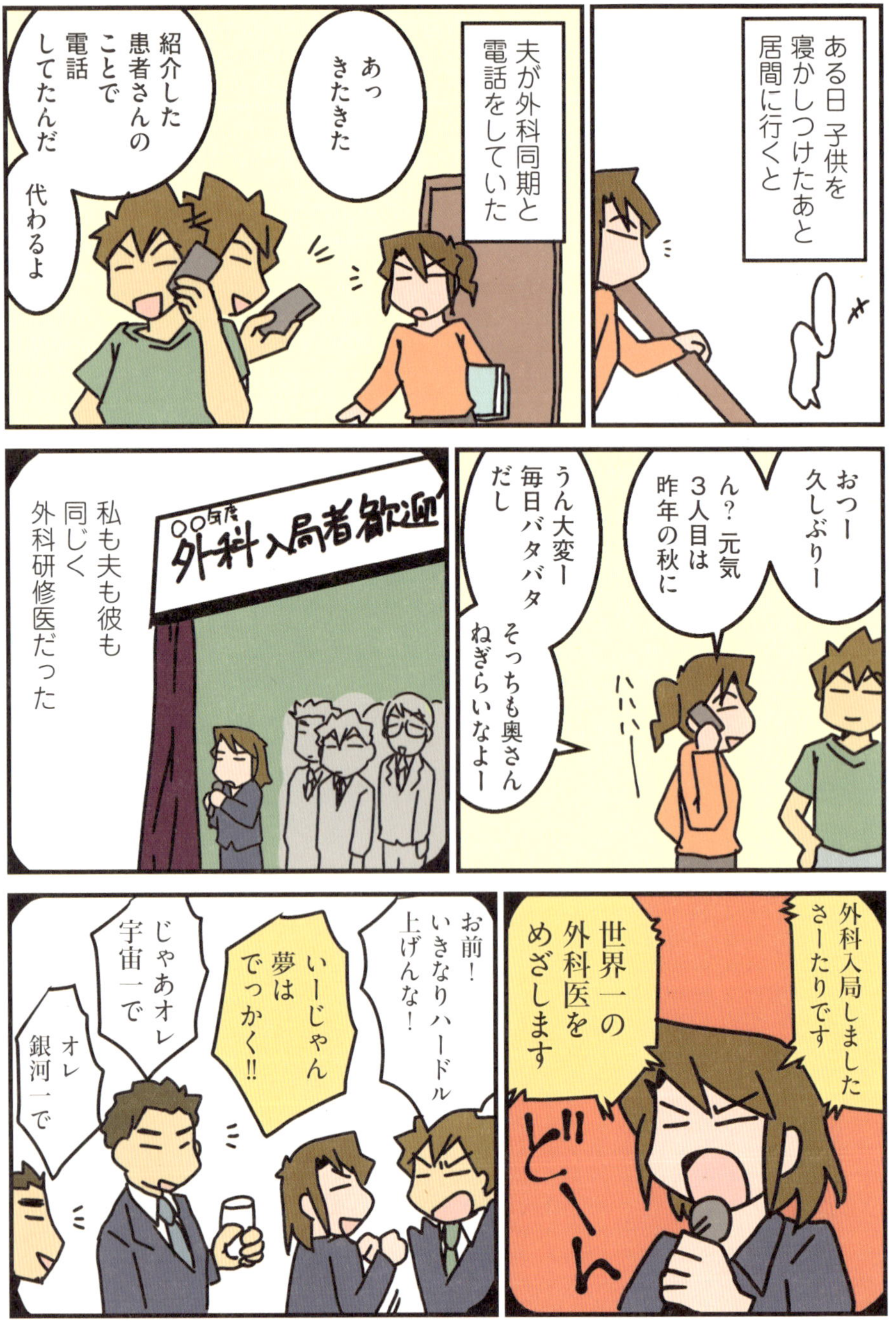
ある日 子供を寝かしつけたあと居間に行くと
夫が外科同期と電話をしていた
あっ きたきた
紹介した患者さんのことで電話してたんだ
代わるよ
おつー 久しぶりー
ん? 元気 3人目は昨年の秋に
うん大変ー 毎日バタバタだし
そっちも奥さんねぎらいなよー
ハハハー
○○年度 外科入局者歓迎
私も夫も彼も同じく外科研修医だった
外科入局しましたさーたりです
世界一の外科医をめざします
どーん
お前! いきなりハードル上げんな!
いーじゃん 夢はでっかく!!
じゃあオレ宇宙一で
オレ銀河一で

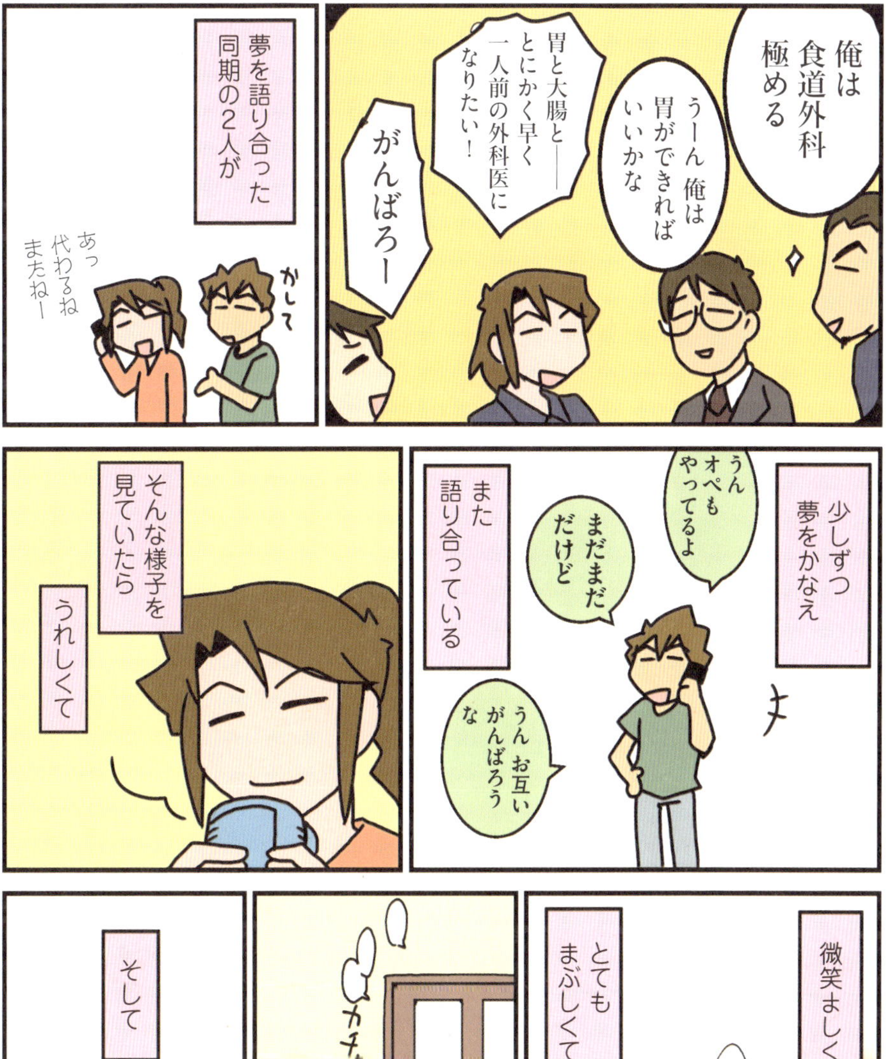
俺は食道外科極める
うーん 俺は胃ができればいいかな
胃と大腸と――とにかく早く一人前の外科医になりたい!
がんばろー
夢を語り合った同期の2人が
かして
あっ 代わるね またねー
少しずつ夢をかなえ
うん オペもやってるよ
まだまだだけど
また語り合っている
うん お互いがんばろうな
そんな様子を見ていたら
うれしくて
微笑ましくて
とてもまぶしくて
カチャ
そして
ボフッ

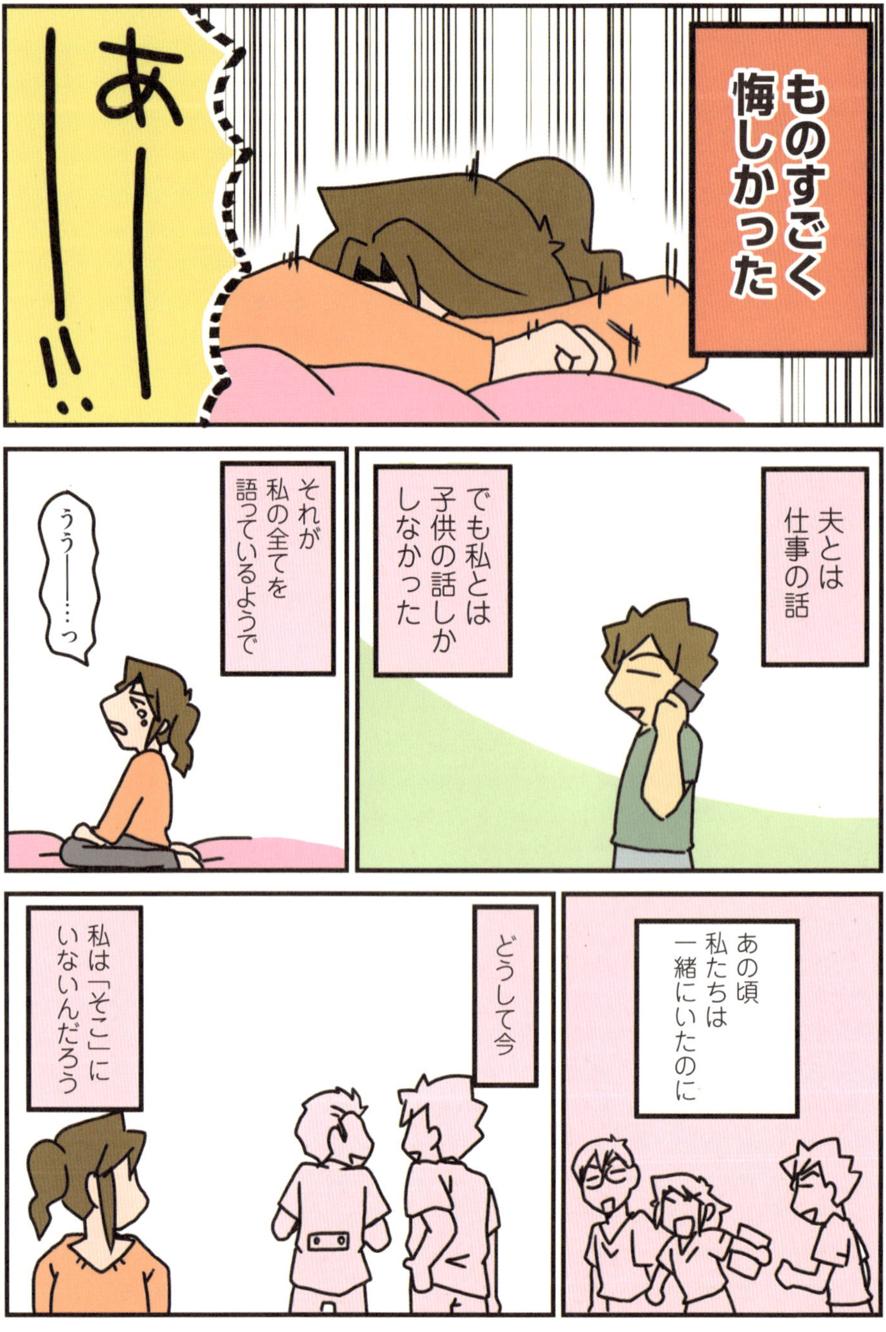
ものすごく悔しかった
あーー!!
夫とは仕事の話
でも私とは子供の話しかしなかった
それが私の全てを語っているようで
うう――…っ
あの頃私たちは一緒にいたのに
どうして今
私は「そこ」にいないんだろう

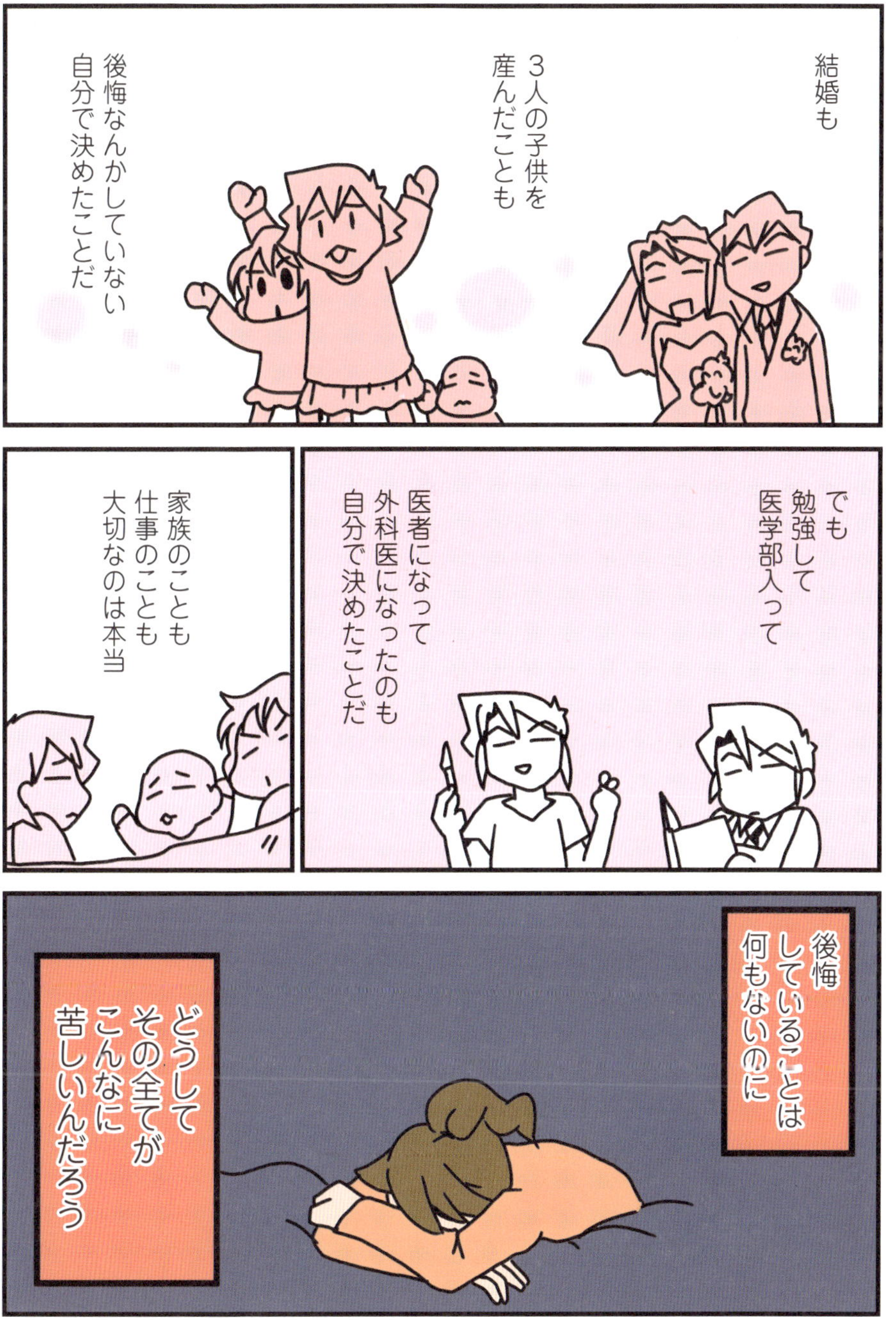

結婚も
3人の子供を産んだことも
後悔なんかしていない 自分で決めたことだ
でも 勉強して 医学部入って
医者になって 外科医になったのも 自分で決めたことだ
家族のことも 仕事のことも 大切なのは本当
後悔 していることは 何もないのに
どうして その全てが こんなに 苦しいんだろう

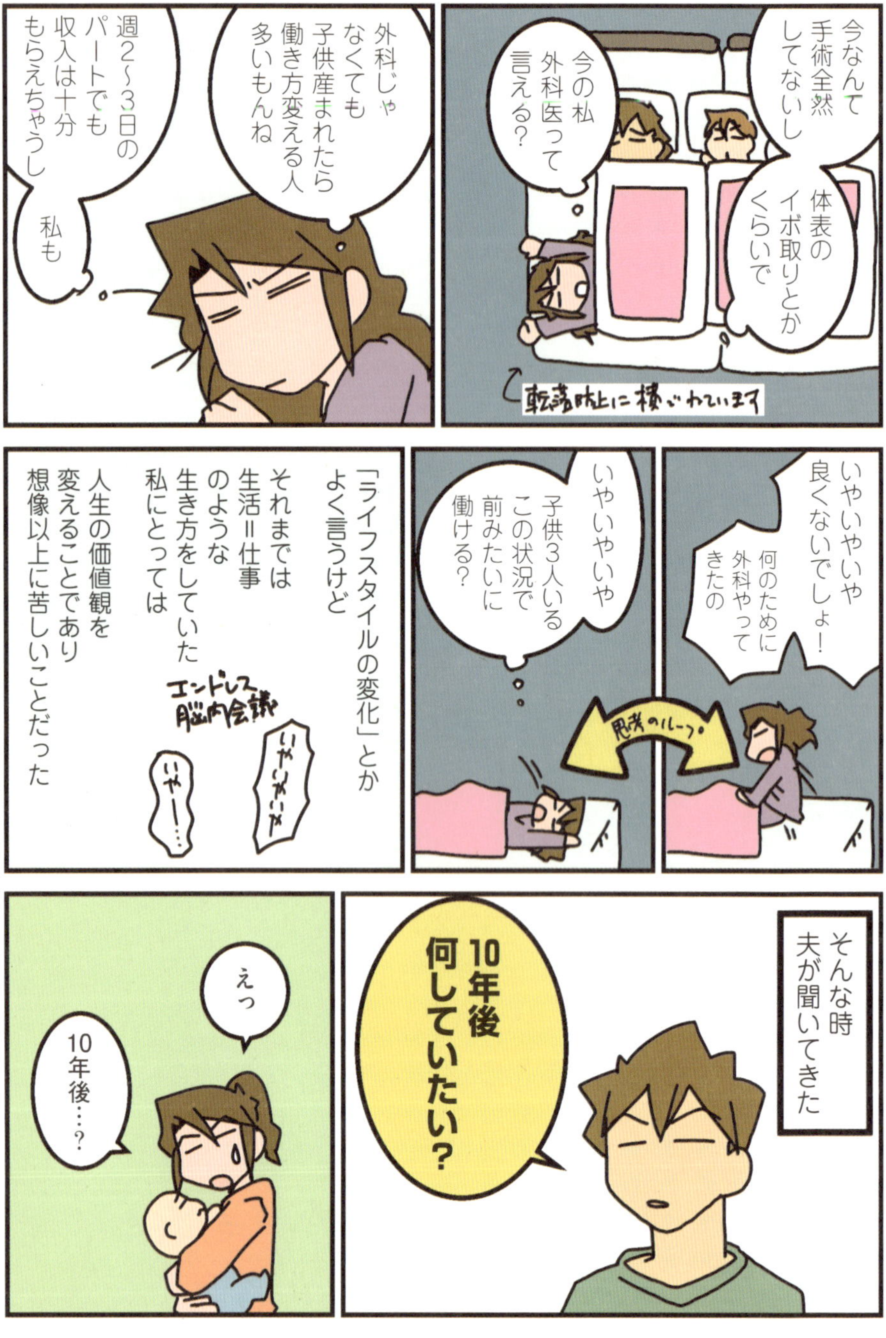
今なんて手術全然してないし
体表のイボ取りとかくらいで
今の私外科医って言える？
転落防止に横たわています
外科じゃなくても子供産まれたら働き方変える人多いもんね
週2～3日のパートでも収入は十分もらえちゃうし
私も
いやいやいや良くないでしょ！
何のために外科やってきたの
思考のループ
いやいやいや
子供3人いるこの状況で前みたいに働ける？
「ライフスタイルの変化」とかよく言うけど
それまでは生活＝仕事のような生き方をしていた私にとっては
人生の価値観を変えることであり想像以上に苦しいことだった
エンドレス脳内会議
いやいやいや
いやー…
そんな時夫が聞いてきた
10年後何していたい？
えっ
10年後…？

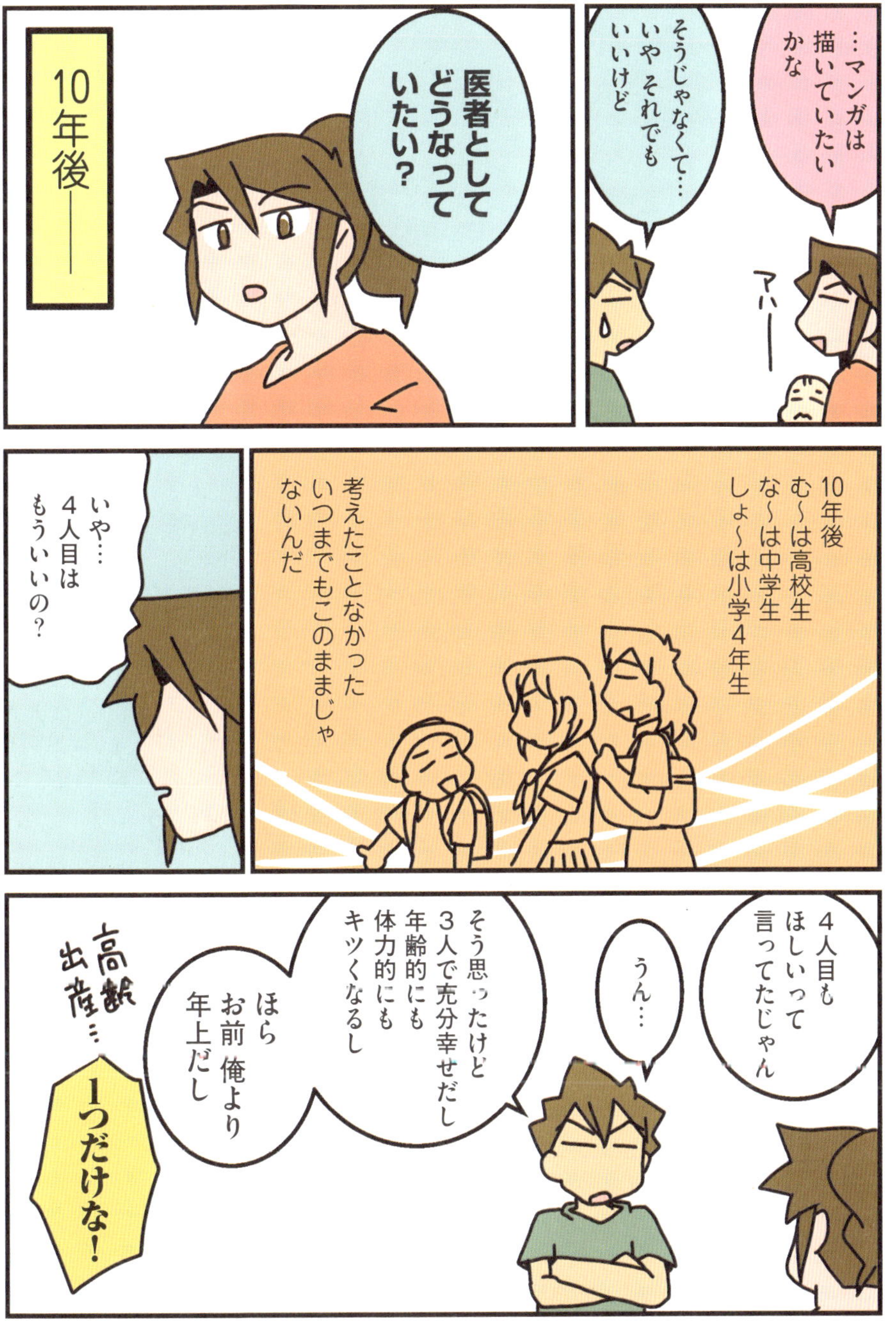
…マンガは描いていたいかな
アハー
そうじゃなくて…いや それでもいいけど
医者としてどうなっていたい?
10年後――
10年後 む~は高校生 な~は中学生 しょ~は小学4年生
考えたことなかった いつまでもこのままじゃないんだ
いや… 4人目はもういいの?
4人目もほしいって言ってたじゃん
うん…
そう思ったけど 3人で充分幸せだし 年齢的にも体力的にもキツくなるし
ほら お前 俺より年上だし
高齢出産…
1つだけな!

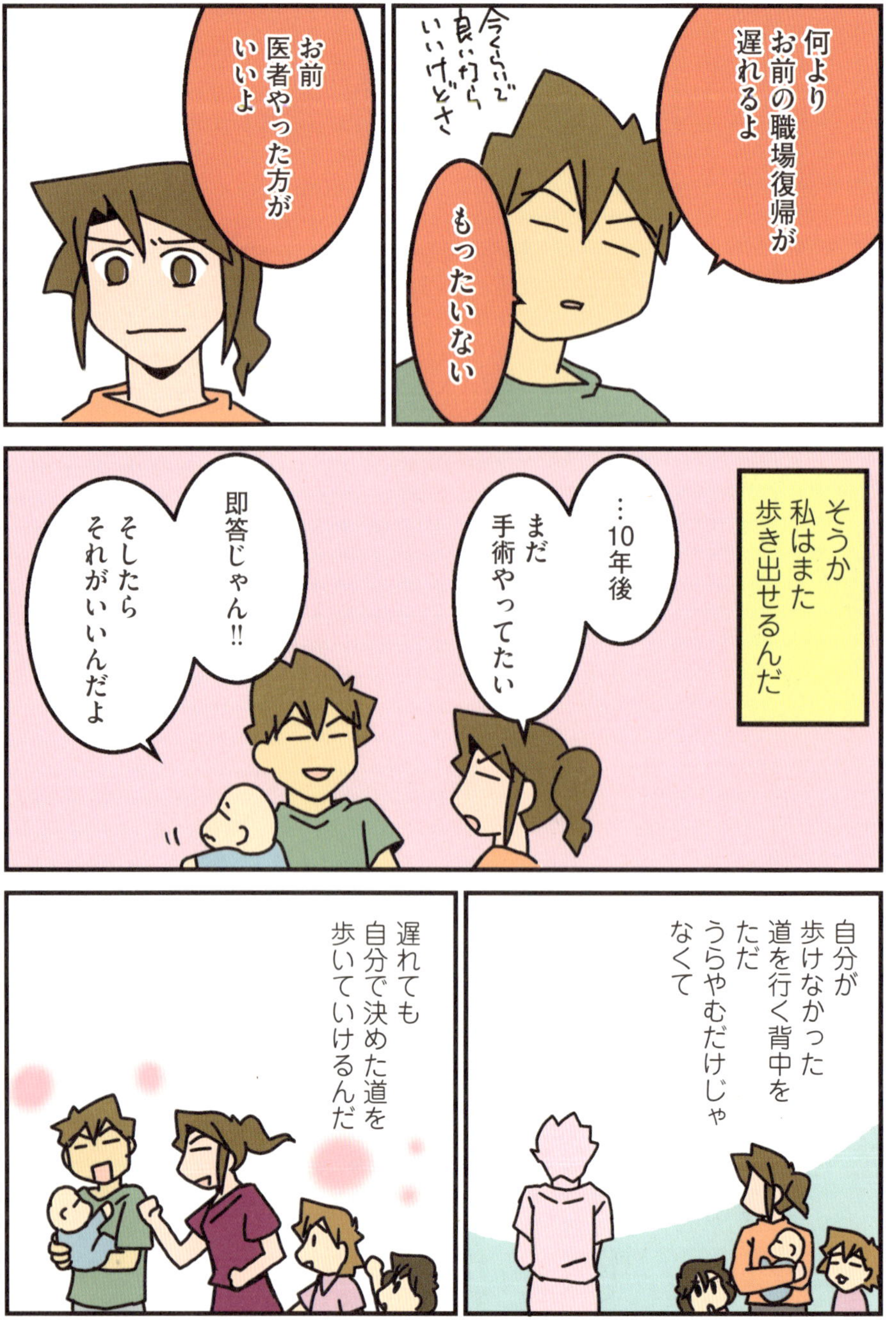
何より お前の職場復帰が 遅れるよ
今くらいで 良いなら いいけどさ
もったいない
お前 医者やった方が いいよ
そうか 私はまた 歩き出せるんだ
…10年後 まだ 手術やってたい
即答じゃん!! そしたら それがいいんだよ
自分が 歩けなかった 道を行く背中を ただ うらやむだけじゃ なくて
遅れても 自分で決めた道を 歩いていけるんだ

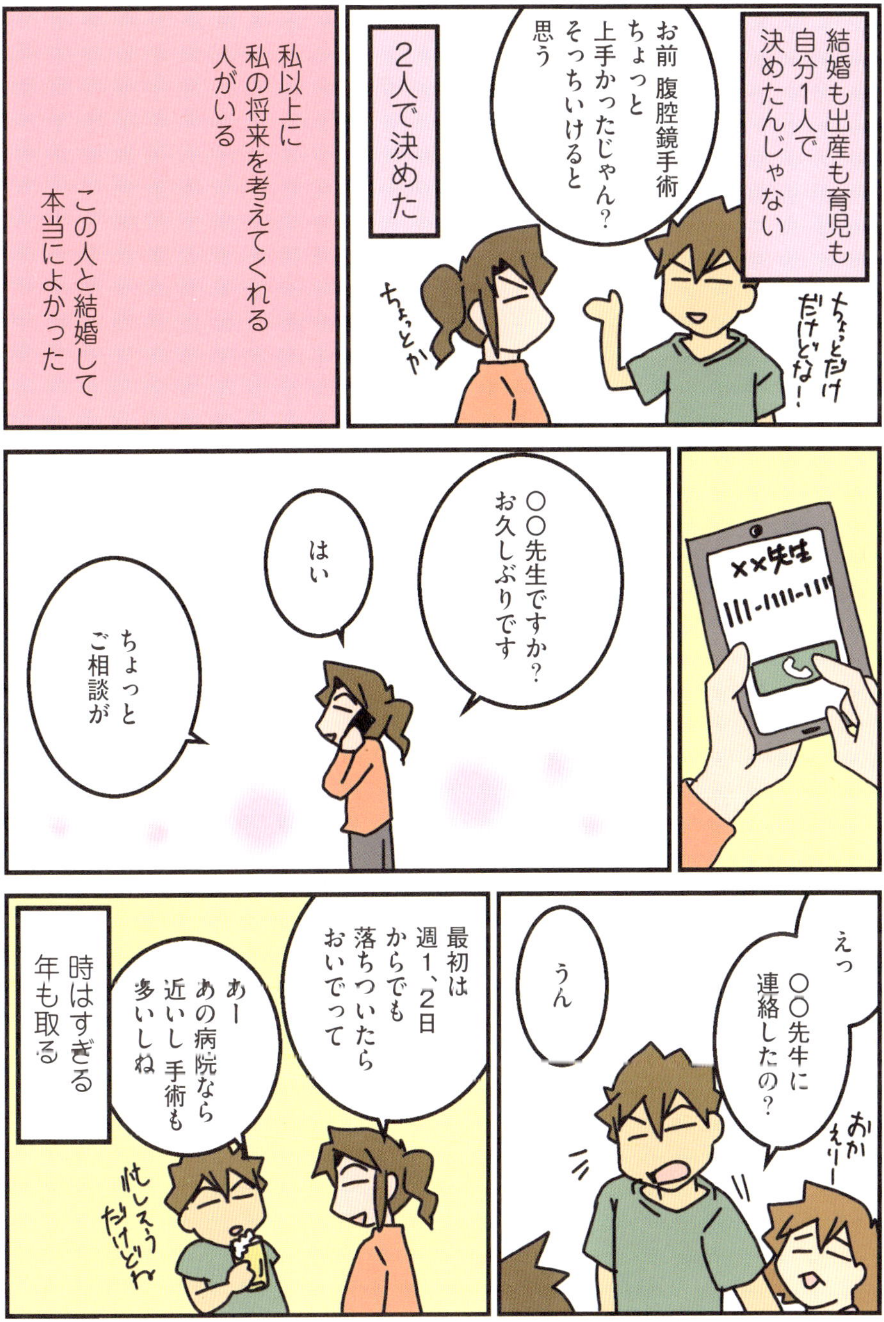
結婚も出産も育児も自分1人で決めたんじゃない
お前 腹腔鏡手術ちょっと上手かったじゃん？そっちいけると思う
ちょっとだけだけどな！
ちょっとか
2人で決めた
私以上に私の将来を考えてくれる人がいる
この人と結婚して本当によかった
××先生
○○先生ですか？お久しぶりです
はい
ちょっとご相談が
えっ
○○先生に連絡したの？
うん
おかえりー
最初は週1、2日からでも落ちついたらおいでって
あー あの病院なら近いし手術も多いしね
忙しそうだけどね
時はすぎる
年も取る

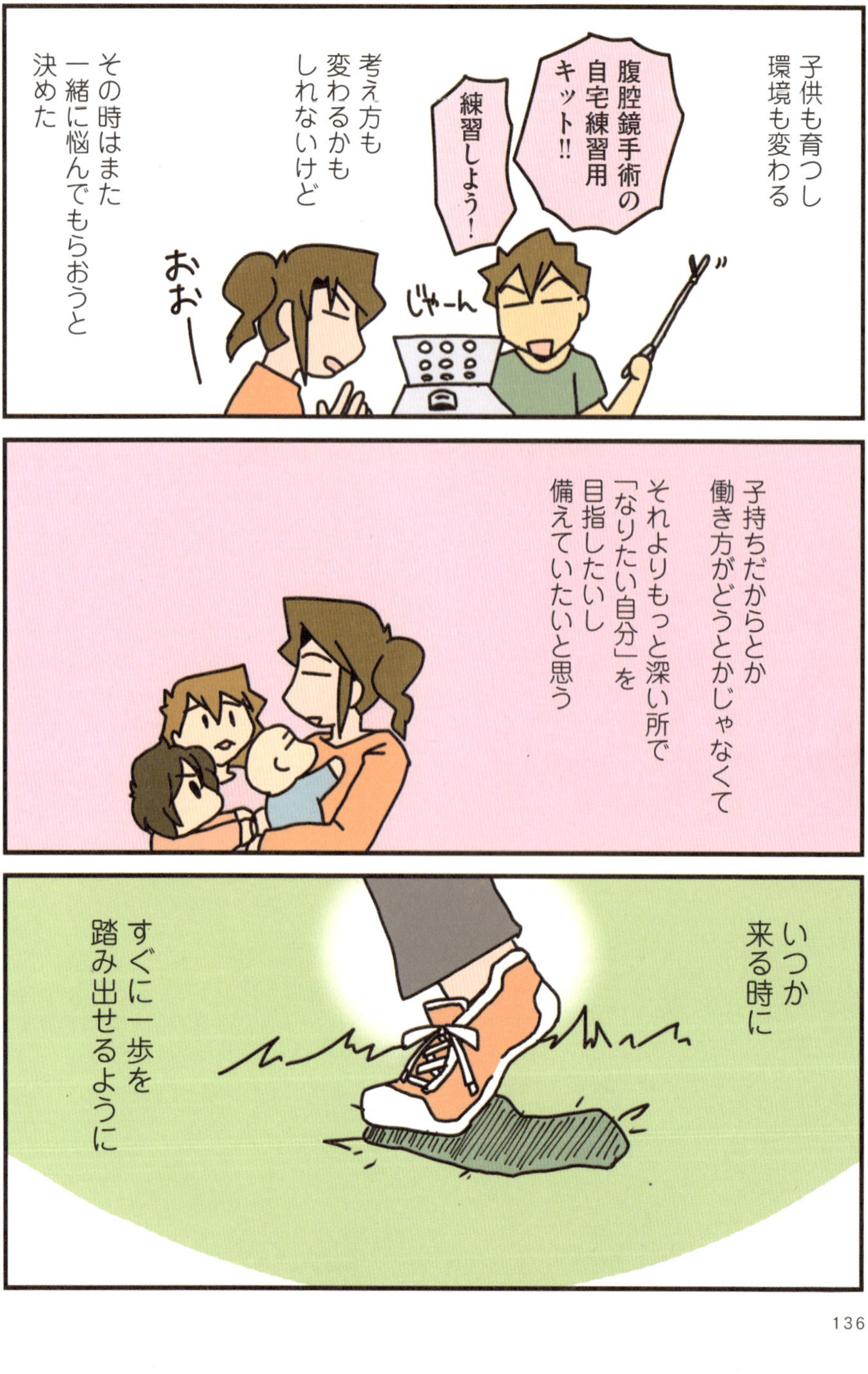
子供も育つし
環境も変わる
腹腔鏡手術の自宅練習用キット!!
練習しよう!
じゃーん
考え方も
変わるかも
しれないけど
おおー
その時はまた
一緒に悩んでもらおうと
決めた
子持ちだからとか
働き方がどうとかじゃなくて
それよりもっと深い所で
「なりたい自分」を
目指したいし
備えていたいと思う
いつか
来る時に
すぐに一歩を
踏み出せるように

腐女医の医者道！

FUJOY'S DOCTOR ROAD!

AFTERWORD あとがき

「腐女医の医者道！」2巻目を手にとっていただいてありがとうございました。

医者やって母やってオタクやって漫画もやって…って
なんでもこなしているように見えて
実際は全部が中途半端じゃないか…
と悩むこともありました。

出産育児のために仕事をセーブしてきて
いわゆる「第一線」から離れ
いまの自分は外科医を名乗っていいものか
悩むこともありました。

というか今でも迷いっぱなしです。

それでもやっぱり、
外科医の道を選んだこと、
3人の子供の母であること、
それからこうやって漫画を描いたり好きなことをすることも、
無理に何かを捨てることなく
全部やっていくのが自分の道なんだと
やっと開き直りました。

何の仕事でも誰でも
同じように悩む方もいると思いますが

この本を読んで参考に…はならないけども
「こんな人もいるのか」
くらいに思ってもらえたらうれしいです。

最後に、ほんとにほんとにお世話になった
担当の斎数さんはじめ編集部の方々、
前巻以上に素敵な装丁にしてくださったデザイナーの金子さん、
DTPデザイナーの小川さん、
お忙しい中着色作業を手伝っていただいた方々、
この本に携わった方々全ての皆様に
この場を借りてお礼を申し上げます。

それから、
「この本を楽しみにしてくれる人がいるからがんばれ」
と励ましてくれた夫、
3人姉弟になってますます元気な子供たち、
応援してくれる両親、義両親。
ブログを読んでくれるみんな。
いつもありがとうございます！

それではまた!!

2017年12月
さーたり

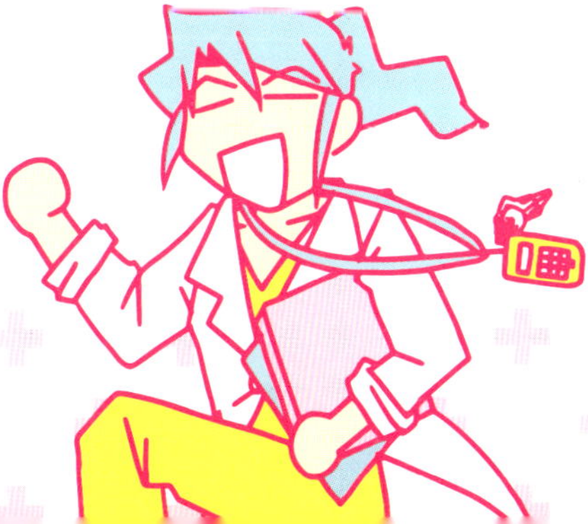

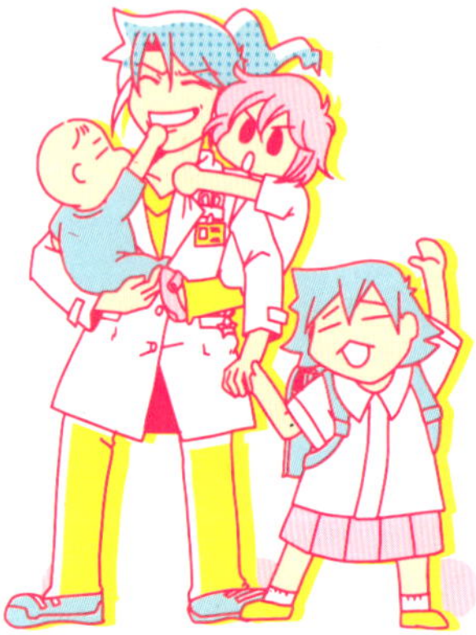

STAFF

ブックデザイン
金子歩未
（hive&co.,ltd）

DTP
小川卓也
（木蔭屋）

校正
調 文明

営業
大木絢加

編集長
松田紀子

編集
斎数賢一郎

メディアファクトリーの
コミックエッセイ

腐《ふ》女《じょ》医《い》の医《い》者《しゃ》道《みち》!

外《げ》科《か》医《い》でオタクで、3人《にん》子《こ》育《そだ》て大《たい》変《へん》だ！編《へん》

2017年12月28日　初版発行
2019年6月5日　3版発行

著　者　　さーたり

発行者　　川金正法

発　行　　株式会社KADOKAWA
〒102-8177　東京都千代田区富士見2-13-3
電話 0570-002-301(ナビダイヤル)

印刷所　　図書印刷株式会社

KADOKAWAカスタマーサポート
[電話]0570-002-301(土日祝日を除く11時～13時、14時～17時)
[WEB]https://www.kadokawa.co.jp/(「お問い合わせ」へお進みください)
※製造不良品につきましては上記窓口にて承ります。
※記述・収録内容を超えるご質問にはお答えできない場合があります。
※サポートは日本国内に限らせていただきます。

定価はカバーに表示してあります。

ISBN 978-4-04-069541-9　C0095

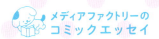

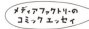

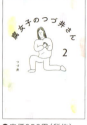

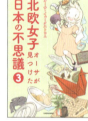

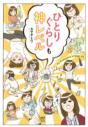

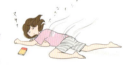

メディアファクトリーのコミックエッセイ!

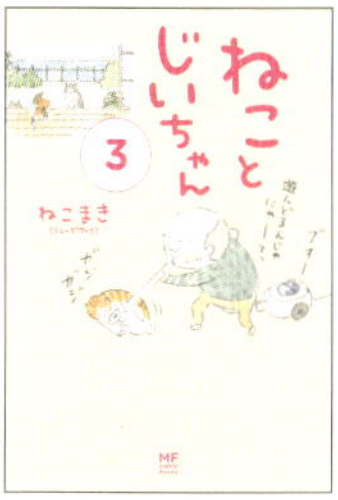

ねことじいちゃん3
ねこまき(ミューズワーク)

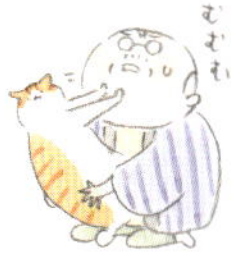

いつかは終わってしまう時間だからこそ、こんなにも愛おしい——。
老妻に先だたれ、猫のタマと二人暮らしの大吉じいちゃん。猫と老人だらけの島でひとりと一匹が繰り広げる、毎日がいとおしくなる四季折々の営みを優しい筆致で叙情性豊かに描きます。
小学生から80代まで、幅広い年齢層に支持されるハートウォーミングな良作。第19回文化庁メディア芸術祭漫画部門審査委員会推薦作品

●定価1100円(税抜)

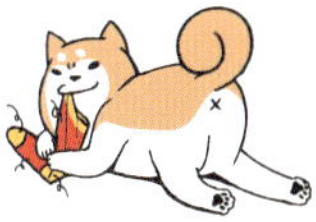

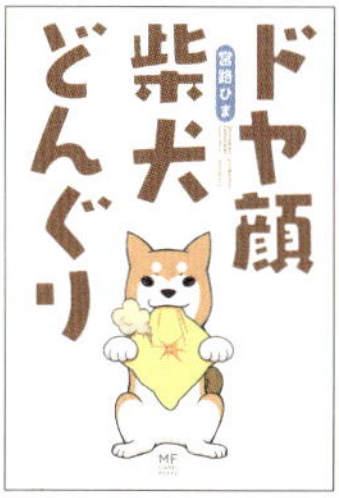

●定価1100円(税抜)

ドヤ顔柴犬どんぐり
宮路ひま

ネットで一躍話題となった犬漫画が、50ページ以上の描き下ろしを加えてついに書籍化!
鳴き声は「あわわわわ…」決め顔は「ドヤ顔にやり」。おバカな個性派柴犬・どんぐりと翻弄されっぱなしの著者・ひまが過ごす爆笑と胸キュンの日々!
書籍でしか読めないエピソードも多数収録!

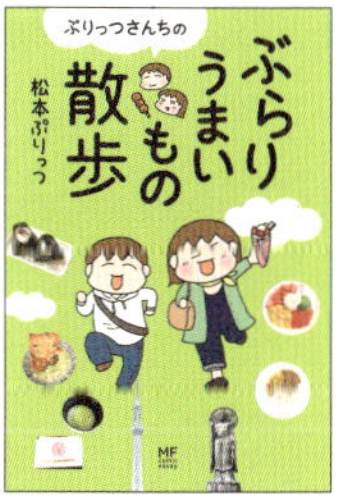

●定価1000円(税抜)

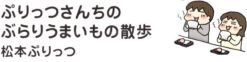

ぷりっつさんちの ぶらりうまいもの散歩
松本ぷりっつ

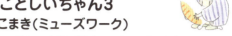

『うちの3姉妹』で大人気の松本ぷりっつさん最新作!超インドア派のぷりっつさんが、ダイエットと美味しい食べ物のために一念発起!?旦那さんとの夫婦漫才なノリで、街歩きデビューです! 隅田川や新宿御苑など東京近辺のホットなおさんぽスポットから北海道(小樽)・横浜(中華街)・島根県(出雲)など日本各地へプチ旅気分でGO!食い倒れの爆笑さんぽ、はじまりはじまり〜♪

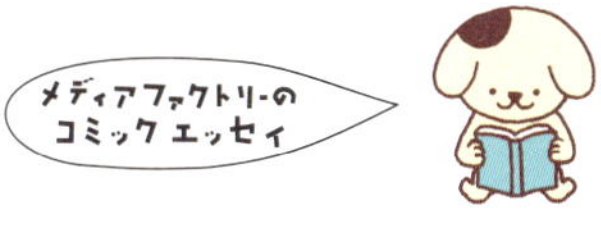

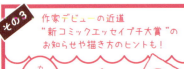

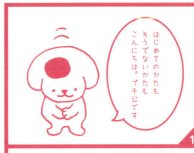